U0383271

辨证论治

中国传统医学疾病诊断治疗

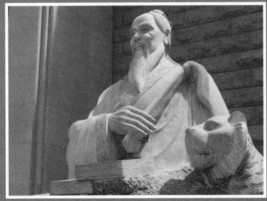

中国大百科全书出版社

图书在版编目（CIP）数据

辨证论治·中国传统医学疾病诊断治疗／《中国大百科全书》青少年拓展阅读版编委会编．--北京：中国大百科全书出版社，2019.9

（中国大百科全书：青少年拓展阅读版）

ISBN 978-7-5202-0614-3

Ⅰ.①辨… Ⅱ.①中… Ⅲ.①辨证论治－青少年读物
Ⅳ.①R241-49

中国版本图书馆CIP数据核字（2019）第209347号

出 版 人：刘国辉
策划编辑：石　玉
责任编辑：王　绚　刘　杨
装帧设计：WONDERLAND Book design
　　　　　仙境 QQ:344581934
责任印制：邹景峰
出版发行：中国大百科全书出版社
地　　址：北京阜成门北大街17号　　邮编：100037
网　　址：http://www.ecph.com.cn　　电话：010-88390718
图文制作：北京鑫联必升文化发展有限公司
印　　刷：蠡县天德印务有限公司
字　　数：107千字
印　　数：1～10000
印　　张：8
开　　本：710mm×1000mm　　1/16
版　　次：2019年9月第1版
印　　次：2020年1月第1次印刷
书　　号：ISBN 978-7-5202-0614-3
定　　价：32.00元

序

　　百科全书（encyclopedia）是概要介绍人类一切门类知识或某一门类知识的工具书。现代百科全书的编纂是西方启蒙运动的先声，但百科全书的现代定义实际上源自人类文明的早期发展方式：注重知识的分类归纳和扩展积累。对知识的分类归纳关乎人类如何认识所处身的世界，所谓"辨其品类""命之以名"，正是人类对日月星辰、草木鸟兽等万事万象基于自我理解的创造性认识，人类从而建立起对应于物质世界的意识世界。而对知识的扩展积累，则体现出在社会的不断发展中人类主体对信息广博性的不竭追求，以及现代科学观念对知识更为深入的秩序性建构。这种广博系统的知识体系，是一个国家和一个时代科学文化高度发展的标志。

　　中国古代类书众多，但现代意义上的百科全书事业开创于1978年，中国大百科全书出版社的成立即肇基于此。百科社在党中央、国务院的高度重视和支持下，于1993年出版了《中国大百科全书》（第一版）（74卷），这是中国第一套按学科分卷的大百科全书，结束了中国没有自己的百科全书的历史；2009年又推出了《中国大百科全书》（第二版）（32卷），这是中国第一部采用汉语拼音为序、与国际惯例接轨的现代综合性百科全书。两版百科全书用时三十年，先后共有三万多名各学科各领域最具代表性的专家学者参与其中。目前，中国大百科全书出版社继续致力于《中国大百科全书》（第三版）这一数字化时代新型百科全书的编纂工作，努力构建基于信息化技术和互联网，进行知识生产、分发和传播的国家大型公共知识服务平台。

从图书纸质媒介到公共知识平台，这一介质与观念的变化折射出知识在当代的流动性、开放性、分享性，而努力为普通人提供整全清晰的知识脉络和日常应用的资料检索之需，正愈加成为传统百科全书走出图书馆、服务不同层级阅读人群的现实要求与自我期待。

《〈中国大百科全书〉青少年拓展阅读版》正是在这样的期待中应运而生的。本套丛书依据《中国大百科全书》（第一版）及《中国大百科全书》（第二版）内容编选，在强调知识内容权威准确的同时力图实现服务的分众化，为青少年拓展阅读提供一套真正的校园版百科全书。丛书首先参照学校教育中的学科划分确定知识领域，然后在各类知识领域中梳理不同知识脉络作为分册依据，使各册的条目更紧密地结合学校课程与考纲的设置，并侧重编选对于青少年来说更为基础性和实用性的条目。同时，在条目中插入便于理解的图片资料，增加阅读的丰富性与趣味性；封面装帧也尽量避免传统百科全书"高大上"的严肃面孔，设计更为青少年所喜爱的阅读风格，为百科知识向未来新人的分享与传递创造更多的条件。

百科全书是蔚为壮观、意义深远的国家知识工程，其不仅要体现当代中国学术积累的厚度与知识创新的前沿，更要做好为未来中国培育人才、启迪智慧、普及科学、传承文化、弘扬精神的工作。《〈中国大百科全书〉青少年拓展阅读版》愿做从百科全书大海中取水育苗的"知识搬运工"，为中国少年睿智卓识的迸发尽心竭力。

本书编委会

2019 年 9 月

目录

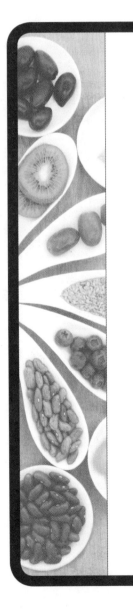

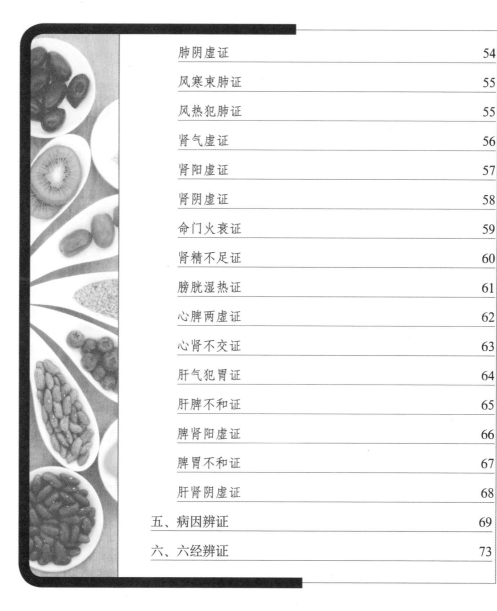

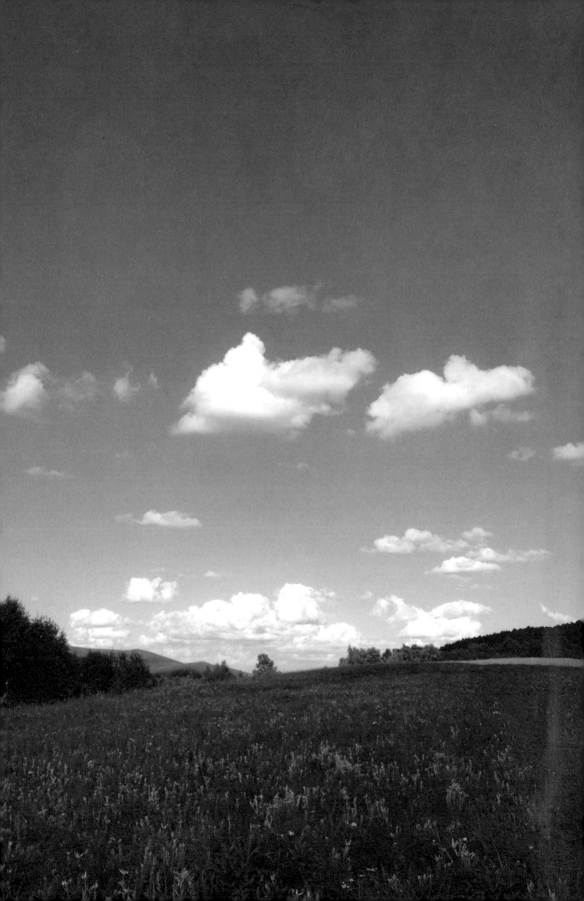

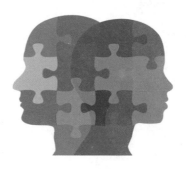

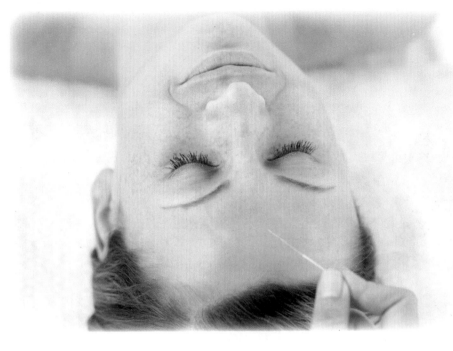

第一章 辨证

［一、辨证论治］

以中医学理论对疾病现阶段的诊断、治疗过程。又称辨证施治。包括辨证和论治两个互相关联的阶段。

所谓辨证，就是以脏腑、经络、病因、病机等基本理论为依据，对四诊（望、闻、问、切）所收集的临床资料进行综合分析，以辨清疾病现阶段的原因、性质、部位以及邪正之间的关系，进而概括为完整证名的诊断过程；论治，是根据辨证的结论，确立相应的治疗方法并选方用药的治疗实施过程。辨证和论治是诊治疾病过程中相互联系、不可分割的两个方面，是理法方药在临床上的具体运用。辨证论治作为中医诊疗疾病的一大特色，无论在理论上还是临床上，都具有十分重要的意义。

与对症治疗、辨病论治的关系　辨证论治既不同于对症治疗，也与辨病论治有别。对症治疗中的"症"是指症状和体征，即患者自身觉察到的各种异常感觉

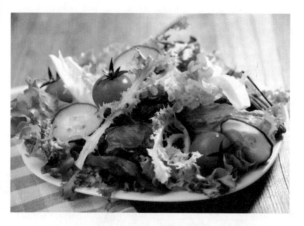

或由医生所感知的某些体征，如头痛、咳嗽、发热、呕吐等。对症治疗是以症状和体征为主要目标而采取的针对性治疗措施。而辨证论治中的"证"是对机体在疾病发展过程中某阶段或某类型的病机概括。由于它包括了病变的原因、性质、部位以及邪正关系，反映了疾病发展过程中某一阶段的病机变化，因而它能比症状更全面、更深刻、更准确地反映疾病的本质。"疾病"通常是从总的方面反映人体机能或形态异常变化或病变状态的诊断学概念。因此，"病"是对某种疾病发展变化全过程的综合概括，这种过程往往具有一定的独立性和比较规则的演变轨迹，且在其演变发展过程中又可表现为若干相应的证。如肺痈是对风热毒邪壅滞于肺、蒸液成痰、血滞为瘀、蕴酿成痈，血败肉腐化脓这一病变过程的综合概括。在肺痈的病变过程中，随病情的发展和转归，又可分为几个阶段并表现为相应的证。初期为邪犯肺卫证：风热外袭，卫表不和，邪热壅肺，肺失清肃；成痈期表现为热毒痰瘀蕴肺证：热毒郁肺，蒸液成痰，热壅血瘀，蕴酿成痈；溃脓期热盛伤络，血败肉腐，化脓溃破；若脓溃外泄，邪毒渐尽，正气渐复，即进入恢复期。辨病论治注重的是病及其发展演变规律，但其针对患者个体差异性不够；而证的确定考虑到患者年龄、性别、体质强弱、饮食善恶、精神情志、天时气候、地域环境、新病宿疾、对治疗的反应等多种因素的影响，恰恰弥补了辨病论治的不足。总之，辨证论治、对症治疗、辨病论治三者既有严格区别，又有密切联系。临床诊疗过程中必须处理好三者关系，在分析症状的基础上认识疾病和辨证，做到辨证论治与辨病论治相结合，对症治疗仅作为补充。这样既可把握疾病的发展规律，又可抓住由于个体差异等多种因素所导致的疾病过程中所表现的不同的证。

简史　辨证论治的渊源可以追溯到战国时的《内经》，书中记载了许多中医证候的名称及临床表现，如《素问·太阴阳明论》指出，脾气虚可表现为四肢无力，并可累及其他脏腑；《灵枢·本神》具体描述了五脏气虚等证候的临床表现，并指出要审察五脏为病的外在表现，判断气之虚实，据此决定治疗方法。再如《素问·至真要大论》中的病机十九条，从脏腑病位、病因、病性等方面阐述了不同临床表现的病机归属，并提出了治疗原则。《内经》虽然没有形成辨证论治体系，但其中有关脏腑经络、气血津液等基本理论，六淫、七情、饮食、劳倦等病因学说，邪正斗争、气机升降、阴阳失调的病机学说，望、闻、问、切四诊合参的诊断方法，以及治疗与组方用药的基本原则等，已为辨证论治体系的形成奠定了

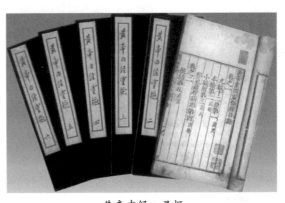

黄帝内经·灵枢

理论基础。东汉张仲景所著《伤寒杂病论》（后世分为《伤寒论》和《金匮要略》两部分），首先较为明确地提出了辨证论治的概念，并创立了比较完整的辨证论治体系。如《伤寒论》中的"平脉辨证"，就是明确提出"辨证"的最早记载。《伤寒论》《金匮要略》还创立了六经辨证论治体系和脏腑辨证论治体系。同时明确指出，要观察分析脉证，判断疾病的发展变化，随其不同证候确定治疗原则，体现了辨证论治的基本思想。《伤寒杂病论》中广泛运用了表、里、寒、热、虚、实、阴、阳、脏腑、气血等基本理论，以此作为辨证的基本内容，并针对不同病机和证候，采取相应的治疗原则和治疗方法。此后历代医家又从不同角度大大丰富和发展了辨证论治的内容，如汉代《中藏经》对脏腑病机的发展，隋代巢元方对病因病机理论的发挥，宋代陈言对病因学说的发展，金代刘河间对六气病机学说的发展，元代朱丹溪对气血痰郁理论的发挥。到清代，随着温病学说的形成和发展，叶天士创立卫气营血辨证，吴鞠通提出三焦辨证。还有的医家就辨证论治理论在内、外、

妇、儿等临床学科中的运用作了专门的阐述，从而使辨证论治体系日臻完善。

辨证方法分类　在中医学发展过程中，历代医家针对各类疾病的不同特点，创立了多种辨证方法。这些辨证方法各具特点，又互有联系，体现了不同的辨证内容。

八纲辨证　以阴、阳、表、里、寒、热、虚、实为纲，根据病位的深浅、病邪的性质、正邪的盛衰、病证的类别，而将证候归纳为表证、里证、寒证、热证、虚证、实证、阴证、阳证的中医临床思维过程，是分析病证共性的辨证方法。其中表和里表示病位的浅深，寒和热概括证候的性质，虚和实表明正邪的盛衰，而阴和阳既是对病证类别的归纳，又是对表证、里证、寒证、热证、虚证、实证的高度概括，即表证、热证、实证可概为阳证；里证、寒证、虚证概为阴证。以上8类证候常错综夹杂、相兼出现，如表寒证、里热证、虚寒证等。八纲辨证具有执简驭繁、提纲挈领的作用，可适用于临床各科。在诊断过程中，八纲辨证与其他辨证方法综合应用可使辨证更加深入明确，使治疗更有针对性。

脏腑辨证　根据脏腑的生理、病机特点，对四诊所得临床资料进行综合分析，以判定疾病所在的脏腑部位、病因以及脏腑阴阳、气血、寒热、虚实等病变状态的中医临床思维过程。如脾主运化，为气血生化之源，因而临床见有脘腹胀满、食后为甚、大便溏薄、神疲乏力、肢体倦怠、少气懒言、面色萎黄或肢体浮肿、舌淡苔白、脉缓软无力者，即可辨为脾气虚证。由于这种辨证方法将病变部位落实到具体脏腑，同时进一步判定病因、病性，因而其辨证层次较深入，针对性较强，广泛运用于临床各科，为中医辨证体系中的重要组成部分，是其他辨证方法的基础，常与气血津液辨证、经络辨证结合用于内伤杂病辨证分析，与六经辨证、卫气营血辨证、三焦辨证结合用于外感病辨证分析。见脏腑辨证。

病因辨证　运用中医病因学理论，对四诊所得的临床资料进行综合分析，以审明疾病的发病原因，为治疗提供依据的中医临床思维过程。是常用的辨证方法之一。又称"审证求因"。如根据湿性重浊的致病特点，对于头重如裹、周身困重、四肢酸痛沉重、大便溏泄、小便浑浊、湿疹浸淫流水等临床表现，通过病因辨证即可判断为湿邪为患。病因辨证广泛应用于内伤或外感疾病。临床在审明病因的同时常结合脏腑辨证、三焦辨证、卫气营血辨证来确定病位；有时还需参合气血辨证来分析原始病因。与其他辨证方法一样，病因辨证可看作是八纲辨证在病因方面的深化和具体化。

气血辨证　运用中医学气血理论，对四诊所得临床资料进行综合分析，以判定气血病变状态的中医临床思维过程，是常用的辨证方法之一。它着重分析疾病与气血的关系，确定病变是否在气或血，继而判断气血有无亏损或运行失常。例如，血有营养和滋润全身脏腑组织的生理功能，若见面白无华或萎黄，口唇、爪甲、眼睑、舌质色淡，头晕眼花，手足发麻，心悸失眠，妇女月经不调，即可辨为血虚证。气血辨证实际上是八纲辨证在气血方面的深化和具体化，如气虚、血虚等气血的亏损为虚证，气滞、气逆、血瘀等气血的运行失常为实证，血热、血寒分别为血分的热证、寒证。由于气血是脏腑功能活动的物质基础，亦是脏腑功能活动的具体表现，所以，脏腑病变与气血病变常常相伴出现、互相影响，临床常需与脏腑辨证结合使用。

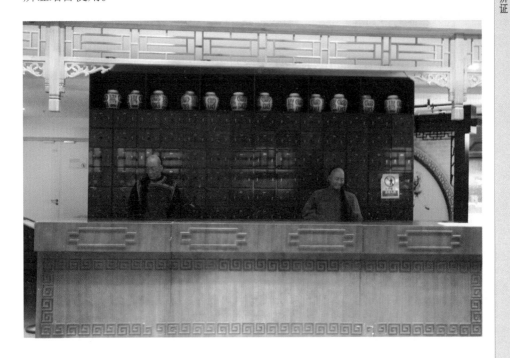

经络辨证　是根据十二经脉、奇经八脉循行部位及其相关脏腑的功能特点，对临床资料进行辨别、分析，以判定病变所属经脉的中医临床思维过程，是常用的辨证方法之一。如手太阴肺经病证，可见咳喘、胸部满闷、手臂内侧前缘疼痛等。经脉联络脏腑、运行气血，其病变相互影响，因而经络辨证应与脏腑辨证、气血辨证结合运用。

六经辨证　汉代张仲景创立的一种主要用于外感病的辨证方法。它根据外感病（指感受六淫等外邪而引起的疾病）发生、发展、变化的一般规律及其临床表现特点，以太阳、阳明、少阳、太阴、少阴、厥阴六经作为辨证纲领，对外感病演变过程中所表现的各种证候，从正气的强弱、病邪的盛衰、病情的进退缓急等方面，进行分析、归纳、综合，找出其固有的发展规律和内在联系，为治疗提供依据。六经辨证中包含有八纲、脏腑、气血津液、经络、病因等辨证方法的内容，它们之间具有密切的内在联系。

卫气营血辨证　清代叶天士创立的一种主要用于外感温热病的辨证方法。它根据外感温热病邪侵袭人体后的病机特点以及发展变化的一般规律，以卫分、气分、营分、血分作为辨证纲领，对温病的临床表现进行分析和概括，以区分病程阶段、辨别病变部位、归纳证候类型、判断病变本质、推测预后转归，并据此决定治疗原则。见卫气营血辨证。

三焦辨证　清代吴鞠通创立的一种主要用于温病的辨证方法。它根据温病发生发展的一般规律及症状变化的特点，以上焦、中焦、下焦为辨证纲领，对温病发展过程中的各种临床表现进行综合分析和概括，用以判断病程阶段、归纳证候类型、明确病变部位、确立治疗原则，并借以推测预后转归。见三焦辨证。

辨证方法的应用　上述各种辨证方法都是在四诊所得病情资料的基础上，通过对患者临床表现及其他临床资料的分析，判断为某一证。由于各种辨证方法的形成时期不同、思维方式有异，因而各具特点，所适用的范围亦各有侧重，如六经辨证、卫气营血辨证、三焦辨证主要用于外感病，脏腑辨证、气血辨证主要用于内伤杂病，病因辨证侧重于探求疾病的原因。但其他各种辨证方法常兼有病因辨证以审明病因。脏腑、经络、气血津液为人体生命活动的物质基础，其他各种辨证方法在辨明病机和病位时常须结合脏腑辨证、经络辨证和气血辨证。八纲辨证能从病位、病性、病势等方面反映证候的基本构成，但从辨证层次而言又嫌笼统。例如，患者感受风热病邪为病，初见发热微恶寒等表证，继则表现为发热不恶寒、反恶热，以及汗出、烦渴、咳喘或胸闷胸痛、痰黏不爽、舌红苔黄、脉数。根据病史及临床表现，可知当属温热病，运用卫气营血辨证，判定为气分证；结合脏腑辨证，可知病位在肺；结合病因辨证，可知热邪为患。通过综合辨证，可判定本证为邪热壅肺。若单用八纲辨证，只能笼统地辨为里热实证。由此可知，临床实际应用中，既要了解各种辨证方法的各自特点，更要相互参合，如此方可明了辨证的各个要素，为针对性治疗提供依据。

论治　在辨证之后，即可根据辨证的结论，确立治疗原则和相应治法，进而选方用药。疾病的证候表现多种多样，病机变化极为复杂，病变又有轻重缓急，不同的时间、地点以及不同的个体都会对病情变化产生不同影响。通过辨证，分清疾病的现象和本质，即可求本治疗；辨清邪正斗争的虚实变化，则可扶正祛邪；

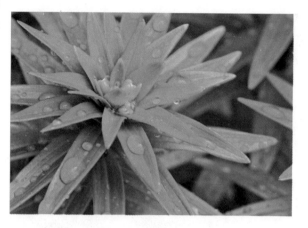

根据脏腑、阴阳、气血失调的病机变化调整脏腑功能，调整阴阳，调整气血关系；按发病的不同时间、地点和病人的不同个体特点，治疗时力求做到因时、因地、因人制宜。在上述治疗原则的指导下，根据不同的病因、病机就可确立具体的治疗方法，进而选择有效的方药。

辨证论治的现代研究　辨证论治以阴阳、五行、脏腑、经络、气血津液、病因病机、治则治法等中医基本理论为依据，通过理法方药的表现形式，使中医理论体系在临床实践中得到应用。关于辨证论治的概念，在中医学界有不同的理解。有人将方剂辨证纳入辨证论治范围，即某一方剂常有一定的适应证，通过辨别不同方剂的对应证候，可为选用方剂提供依据。随着控制论、系统论、信息论等新学科向中医学领域的渗透，有人认为辨证论治是医生收集病人信息，进行信息的提取、分析和对问题进行处理的过程。辨证就是对信息的提取和分析，找出疾病函数或相关的特征值；论治就是输出治疗信息，排除干扰，实现校正的过程。从数学方面看，辨证论治包括模糊数学、集合论和映射论等概念，有人根据对泛系理论的研究，提出辨证论治在本质上可以通过聚类、模拟、观控和判别的泛系模式来形成多种数学模型。电子计算机在辨证论治中得到较广泛的应用，计算机专家系统、人工智能和辅助诊断在一定程度上反映了辨证论治的思维方式，有利于辨证论治向规范化、标准化、检测化发展。

根据现代研究，辨证论治还有不完善之处。由于辨证论治中存在着许多不确定的因素，可定量检测的参数较少，因而具有一定的不清晰性和随机性，易受假象和主观因素的影响。辨证论治缺乏对微观层次的认识：对某些虽有器质性病变，但因代偿而处于尚未表现功能异常的隐匿状态的疾病或者临床症状消失，但内脏器官组织尚存病变的状态尚难认识，诊断和治疗手段较为局限。另外，辨证论治中的一些名词概念尚不统一或不规范，在法医诊断、劳动力鉴定方面尚缺乏明确标准。这些因素使辨证论治的运用受到一定限制，与当代医疗的需要尚有不相适应之处。中医学界对辨证论治理论的规范化和系统的完整化、辨证论治的方法和步骤等问题不断进行探讨，以建立辨证论治的新体系。

证

中医临床上对疾病过程中不同阶段和不同类型的病机概括（含病因、病位、病性、病势等）。属诊断范畴。简单的证仅指病情的某一方面，如就病位而言的表证或里证，就病性而言的寒证或热证，就邪正盛衰而言的虚证或实证。这些不同方面可以并存，因而有表实、里热等组合。进一步地分析则常超越表里之分而将病情归属于具体脏腑或气血津液，如肾气虚证。病因亦为重要考虑因素，故有寒邪束肺、痰迷心窍等证名。后一类组合的证名实际上概括了整个病机，包括病因、病位、病性、病势等各方面，因而具有临床诊断意义。证与具有特定病因和特定

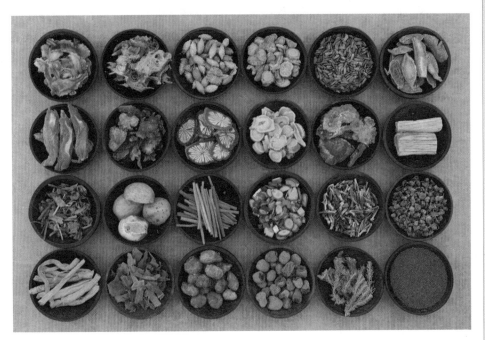

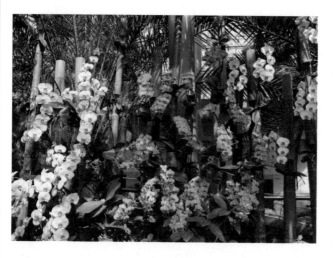

演化模式的疾病不同，一种病可因具体条件不同而在不同人身上表现为不同的证；一种病在同一个人也可在不同的阶段表现为不同的证，而且这种证的变化还常常表现出某种规律性。在中医临床中，常需先辨别证，再据证去选择针对证的治疗方药。

"证"最早见于《难经》，指患者的临床表现。至汉代《伤寒论》，证除指临床表现外，还表示诊断结论，以及与某些方药相对应的症状、体征（如某某汤证）。随着理论的发展，证由指临床表现，转而包括对病机的判断和诊断结论。在中医文献中，"证"一词的使用并不严格，这里仅指辨证论治中证的含义。

与病、症的关系　证是疾病不同阶段和不同类型的病机概括，在外表现为一定的临床症状，易与"病""症"发生混淆。"病"是各种病因作用于人体，出现机能或形态等方面异常变化的全过程。每种具体的病都有具体的病因、病机，因而也有具体的症状和证，以及相应的治则方药，并有一定的预后可测。"症"则只是病人形体上反映出来的病态，是由四诊察知的病变的具体表现。概言之，"病"是机体发生病理变化的全过程；"证"只是对疾病过程中的各个阶段和各种类型的概括；"症"专指病证的临床表现。

病、证、症三者的联系表现为：均统一在人体病机演变的基础上，"病"与"证"都是对疾病本质的认识。区别在于"病"是对疾病全过程的特点与规律所做的概括；"证"是对疾病所处一定阶段，或一定阶段的某种类型的病因、病性、病位等所做的概括；而"症"只是证的外在表现。

与证相关词语的基本含义　与"证"相关的词语有"证候"、"证型"、"证名"、"辨证"、"病证"等。"证候"原来被认为是证的同义语，有学者认为"候"的字义为现象、情况、征兆等，"证候"指证的外在表现，较为贴切。"证型"是经反复临床观察研究，确定下来的各病常见的演变阶段及同一阶段中的常见类型。"证名"是医生辨证结束时，赋予该证的诊断名称，如"脾虚湿困证"。"辨证"是运用中医理论，对望、闻、问、切四诊所得临床资料进行辨别分析，以确定患者当前属于何证的过程。"病证"是对疾病和证的简略合称。

现代研究 证是现代中医研究的重要领域，涉及理论研究、临床研究及实验研究多个方面。

理论研究的重点是证的概念、证与病的关系、证的层次结构、证的分类、证的命名原则等问题。

关于证的层次结构，有人认为中医的证存在着核心、基础、具体三个比较大的层次。第一层次核心证候，即虚、实、寒、热、气、血、阴、阳等的病机及症状；第二层次基础证候，为由核心证候构成的比较基础的部分，如阴虚、气滞、血瘀、湿热等；第三层次具体证候，是肝、心、脾、肺、肾等脏腑定位标志与基础证候共同组成的，如肾阴虚、肝气郁结、热入营血等。也有人认为中医内伤病的证具有 3 个层次，其中气、血、阴、阳为第一层次；脏腑气血阴阳（如肝血、肾阴）为第二层次；脏腑气血阴阳之虚、实、寒、热（如肝血虚、肾阴虚）为第三层次。也有人认为无论怎样错综复杂的证，均由外感、内伤、杂病 3 类 21 个提纲证相互交错组成。这 3 类提纲证在表现形式上具有不同特点，可作证分类的总纲，是证的第一层次；21 个提纲证（风、热、湿、燥、寒、肝、心、脾、肺、肾、胆、小肠、胃、大肠、膀胱、痰、饮、水气、瘀血、食积、虫积）可互为纲目，其中纲证为第二层次，

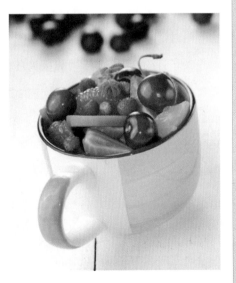

第一章

11

辨证

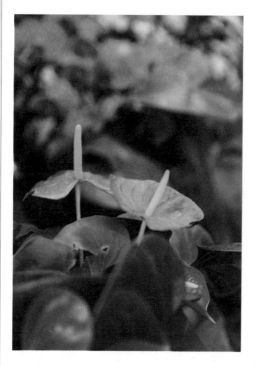

互为纲目的目证为第三层次。概言之，三种观点都认为：证有层次结构，证的层次可由浅入深分为三级，不同层次反映了证的不同侧面。

关于证的分类（证的类型），在基本证、复合证、多级复合证、全身证、局部脏器证、多因所致证，以及类证、疑似证的认识基础上，根据证具有发展演变的特征，分出潜证（外无任何症状体征而内已出现病理改变）、前证态（少数孤立的症征尚不足以构成证）、显证（有明显特异症征）及前沿证（有一定临床表现，但尚不足以确诊为某证）、临界证（符合证候最低诊断标准的证候状态）、典型证（具有明显特异临床表现），以及偏原发证（原发证向它证过渡，以原发证为主）、间位证（原发证向继发证转化，处于证与证过渡的中间状态，同时具备两种临床特点）、偏继发证（原发证向继发证过渡，继发证明显处于两证中的重要地位）。这些分类表明对证的认识已从局部、孤立的角度扩展到全面、动态的水平。

关于证的命名原则，可概括为几点：第一，必须揭示疾病各阶段的主要矛盾；第二，必须揭示同一证在不同疾病中的共同矛盾；第三，必须重视实践性；第四，必须重视准确性；第五，必须重视继承性。每个具体证名至少包括证的病位、病性（或病因）等主要内容，命名当力求清晰准确，忌含混笼统，文字宜简洁扼要、精练确切，一般以四至八字为宜。实证可以病因加病位加病机命名，如"风寒束肺"；虚证可以病位加病性命名，如"肝肾阴虚证"。

临床研究以临床观察为基本手段。证的临床研究主要集中在辨证标准及病证结合研究两方面：①辨证标准。每证都有一定的证候，辨证标准研究就是归纳分析证候，定出常见证的具体诊断标准，给临床辨证提供依据。1982年全国中西医结合虚证与老年病防治学术会议定出的虚证辨证参考标准，包括心虚、脾虚、肺虚、肾虚、气虚、血虚、阴虚、阳虚等证，每证列出主症、次症若干条，定出具体参考标准。中国中医研究院"中医证候规范研究"课题组于1986年撰写并初审了77条脏腑证的规范初稿，包括各证的定义、证候表现、诊断条件、鉴别诊断等内容。1989年湖南省中医药研究院"中医疾病诊断规范"课题组在提出中医疾病诊断标准的同时，提出200余个常见证的辨证要点及鉴别要点。②病证结合。有纵向结合及横向结合两种。病证纵向结合研究，重在摸清疾病各阶段必然形成的证，摸清每种病究竟有多少证是由病的特殊本质变化所决定的，分析出证与证之间的联系和界限，弄清病的基本症状见于各证的特点，从每种病各阶段各类型辨证用药的规律发现有效药物。病证横向结合研究，重在从不同疾病摸清相同证候的临床表现，规范证候，从而异中求同。病证纵向结合研究着重从病入手，病证横向结合研究着重从证入手。病证结合研究有西医辨病与中医辨证相结合及中医辨病与辨证相结合两种形式。

[二、八纲辨证]

中医对病证进行分析归纳的方法之一。即以阴、阳、表、里、寒、热、虚、实八纲对望闻问切四诊所得临床资料进行分析综合，初步判定病变部位的浅深、病情性质的寒热、邪正斗争的盛衰和病证类别的阴阳的临床思维过程。是分析病证共性的辨证方法。

任何一种疾病，从大体部位来说，总不外表证和里证；从基本病性来说可分为寒证和热证；从邪正斗争的关系来说，可概括为实证和虚证；从病证的类别来说，都可归属于阳证和阴证两大类。在八纲中阴阳是总纲，可以概括其他六纲，即阴证包括里、虚、寒证，阳证包括表、实、热证。由于八纲辨证具有高度的概括性，起执简驭繁、提纲挈领的作用，所以是中医辨证的基础，适用于临床各科、各种疾病的辨证，而其他辨证方法则是八纲辨证的进一步深化和具体化。

简史　八纲渊源于《内经》，《内经》提出了寒热、虚实的概念。汉代张仲景在《伤寒论》中，用阴阳、表里、寒热、虚实概括并区分病证。明代王执中将虚实阴阳表里寒热称为"治病八字"；张景岳则明确提出以阴阳为"二纲"，以表里、寒热、虚实为"六变"之说。及至清代，程钟龄进一步阐发了八纲的含义，提出审证治病不过寒热、虚实、表里、阴阳八字而已。近代《医学摘粹》（1897）提出"八纲"一词。1949年以后随着辨证论治学术地位的确立，八纲作为辨证纲领具有了重要意义。

辨证内容　八纲辨证具体可分表里辨证、寒热辨证、虚实辨证和阴阳辨证。

表里辨证　即通过判定病证的在表在里来分析病变部位外内浅深以及病势进退的辨证方法。

（1）表证。一般指因六淫（即异常气候因素）等外邪经皮毛、口鼻侵犯人体所引起的轻浅证候。临床以发热与恶寒（或恶风）并见、舌苔薄白、脉浮为主要特征，可兼见头痛、四肢关节酸痛、鼻塞流涕、咳嗽等，具有发病急、病程短、病位浅的特点，主要见于外感病的初期阶段。由于体质强弱不同，感受的外邪轻重各异，所以表证的临床表现较为复杂，一般分为表寒证、风袭表虚证、表热证：

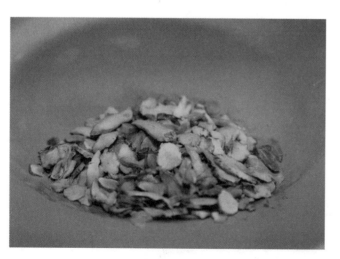

（a）表寒证，又称风寒束表证。以外感寒邪为主，临床主要表现为恶寒重而发热轻、无汗、头身痛甚、苔薄白而润、脉浮紧等。治宜辛温解表。（b）风袭表虚证，又称风邪袭表证。以外感风邪而营卫不和为主，临床主要表现为发热、恶风、头痛、自汗出、脉浮缓等。治宜疏风解表、调和营卫。与表寒证的无汗为表实相对而言，风邪袭表证之自汗出习称表虚。为了有别于肺脾气虚、卫表不固之表虚证（属内伤病范畴），故称风袭表虚证。

（c）表热证，又称风热犯表证。临床主要表现为发热重而恶寒轻、口渴、咽痛、舌边尖红、脉浮数。治宜辛凉解表。

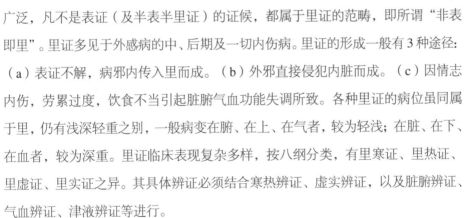

（2）里证。泛指病变部位深在，即由脏腑、气血、骨髓等受病所引起的证候。与表证相对而言，其概念较笼统，范围较广泛，凡不是表证（及半表半里证）的证候，都属于里证的范畴，即所谓"非表即里"。里证多见于外感病的中、后期及一切内伤病。里证的形成一般有3种途径：（a）表证不解，病邪内传入里而成。（b）外邪直接侵犯内脏而成。（c）因情志内伤，劳累过度，饮食不当引起脏腑气血功能失调所致。各种里证的病位虽同属于里，仍有浅深轻重之别，一般病变在腑、在上、在气者，较为轻浅；在脏、在下、在血者，较为深重。里证临床表现复杂多样，按八纲分类，有里寒证、里热证、里虚证、里实证之异。其具体辨证必须结合寒热辨证、虚实辨证，以及脏腑辨证、气血辨证、津液辨证等进行。

（3）表证和里证鉴别要点：（a）发病及病程。新病、病程短者多属表证；久病、病程长者多属里证。（b）证候特点。发热与恶寒并见者为表证，发热不恶寒或但寒不热者多为里证。表证多伴头身疼痛、鼻塞、喷嚏及咽喉不适等肌表、口鼻症状，脏腑症状不明显；而里证以咳喘、心悸、腹痛、吐泻等脏腑症状为主。（c）舌、脉象。表证的舌象变化不大，里证的舌质及舌苔变化较大。表证多见脉浮，里证多见脉沉或其他多种脉象。

（4）表里同病。临床上，除单纯的表证和里证外，在同一病人身上，表、里证可同时并见，这种情况往往见于：（a）病邪同时侵犯表里。（b）表证未解，病邪已入里。（c）原有里证，复感表邪。表里同病时临床常见表里俱热、表里俱寒、表里俱虚、表里俱实，或表热里寒、表寒里热、表虚里实、表实里虚等证。治疗时或表里兼顾，或先表后里，或先里后表。如外邪由表内传而尚未入于里或里邪透表而尚未达于表，邪正相搏于表里之间所引起的证候，习称半表半里证，在六经辨证中称为少阳证。临床主要表现为寒热往来，胸胁苦满，默默不欲饮食，心烦喜呕，口苦，咽干，目眩，脉弦。治宜和解少阳。

表证和里证在一定条件下可以相互转化，称表里出入。如病邪过盛、机体抵抗力较差或误治、失治等，致使表证不解，表邪内传入里，出现里证，为表证入里，表示病情加重；治疗护理得当，机体抗邪能力增强，病邪从里透达于外，为里邪出表，反映病势减轻。

寒热辨证　即通过判定病证属寒属热，以辨别疾病性质，弄清机体阴阳盛衰的辨证方法。

（1）寒证。由阴盛或阳虚所产生的以寒冷表现为主的一类证候。多因感受寒邪，或内伤久病、阳气亏虚，或过服生冷、阴寒内盛所致。临床主要表现为恶寒或畏寒喜暖，肢冷蜷卧，面白无华，口淡不渴，痰、涎、涕清稀量多，小便清长，大便稀溏，舌淡、苔白而润滑，脉迟或沉细无力等。寒证包括表寒、里寒、虚寒、实寒等证。其具体辨证，必须结合表里辨证、虚实辨证，以及脏腑辨证、六经辨证等进行。

（2）热证。由阳盛或阴虚所产生的以温热表现为主的一类证候。多因外感阳热之邪，或寒湿等邪化热，或七情过激、气郁化热，或饮食不节、食积化热，或过食辛辣温热之品，或房事劳伤、阴虚生热所致。临床主要表现为发热面赤，恶热喜冷，口渴喜冷饮，烦躁不宁，尿黄便干，痰、涕黄稠，舌红、苔黄，脉数。热证包括表热、里热、虚热、实热等证。其具体辨证，必须结合表里辨证、虚实辨证，以及脏腑辨证、卫气营血辨证等进行。

（3）寒证和热证鉴别要点。应综合分析全部症状和体征，重点是肢体寒热的轻重程度及对冷暖的喜恶、口渴及饮水状况、面色的赤白、神态的静躁、大小便及舌、脉象等。表现为恶寒或畏寒喜暖，口

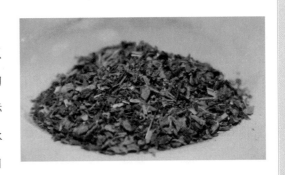

淡不渴或渴喜热饮，面色白，小便清长，大便溏薄，舌淡、苔白，脉迟者为寒证；相反，表现为发热面赤，恶热喜冷，口渴喜冷饮，烦躁不宁，小便短赤，大便秘结，舌红、苔黄，脉数者为热证。

（4）寒热错杂证。有时在同一患者身上寒、热象同时并见，如表热里寒、表寒里热、上热下寒、上寒下热等。治疗时应视症状出现的早晚及部位的不同，根据轻重缓急采用相应的治法。

在一定条件下，寒证和热证可以相互转化。寒证化热者，如外感寒邪，最初表现为发热恶寒、头身痛、无汗、苔白、脉浮紧等，继而转为高热不恶寒、心烦、口渴、苔黄、脉数等，即由表寒证转为里热证，表明机体正气未衰、邪正相争。热证转寒者,常见于邪热毒盛的情况下,或因失治、误治,以致邪气过盛、耗伤正气、正不胜邪、机能衰败、阳气散失，即由实热证转化为虚寒证，甚至恶化为亡阳证。当病情发展到寒极或热极的严重阶段，有时会出现寒极似热的真寒假热证或热极似寒的真热假寒证。真寒假热证是由于阴寒内盛、格阳于外，出现内有真寒、外有假热的表现。虽有身热、面红、口渴、脉大等似属热证，但身热反欲盖衣被、口渴喜热饮但饮不多、脉大无力，以及伴见四肢厥冷、下利清谷等寒象，即为此证。真热假寒证是由于阳热内盛、格阴于外，出现内有真热、外有假寒的表现。虽见恶寒、手足厥冷、脉沉等似属寒证，但恶寒而不欲盖衣被、手足冰冷但胸腹灼热、脉沉但重按必数而有力，即为此证。

虚实辨证　即通过判断病证属虚属实，以辨别机体正气与邪气盛衰状况的辨证方法。

（1）虚证。是对人体正气不足而产生的各种虚弱证候的概括。具体可分为气虚证、阳虚证、血虚证与阴虚证4类：（a）气虚与阳虚两证都源于阳气不足，临床表现也较为相似，都有面色淡白或㿠白、神疲、自汗等症。区别在于气虚无寒象，以乏力懒言、动辄气短、脉弱等为主，治宜补气；阳虚则表现为形寒怕冷、四肢不温、小便清长、大便稀溏、脉迟等，治宜温阳。（b）血虚与阴虚两证同属阴血不足，都有头晕目眩、心悸失眠、少苔、脉细等。区别在于血虚无热象，仅表现为面色无华、爪甲不荣、手足麻木、舌质淡、脉虚或芤，治宜养血；阴虚则伴有两颧发红、五心烦热、咽干口燥、盗汗、遗精、舌红少苔或无苔、脉细数等虚热之象，治宜滋阴清热。

（2）实证。是对邪气亢盛，正气未衰，邪正斗争激烈所产生的各种证候的概括。由于病因和累及的脏腑不同，实证临床表现多种多样。如感受外邪往往发病急骤，以发热、吐泻、疼痛、脉实有力为主症。如因内脏功能失常，致使痰饮、水湿、瘀血、食积、虫积等病邪结聚，则表现各有其特点。治疗以祛邪为大法。

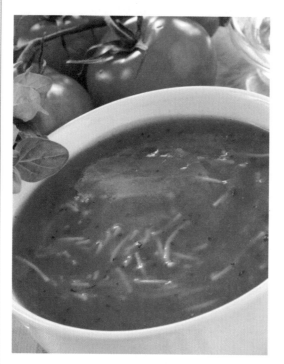

（3）虚证和实证鉴别要点。主要在于体质的强弱、病程的长短、精神状态、脉象等。一般病程长、体质弱、精神萎靡、声息低微、痛处喜按、脉无力者为虚证；病程短、体质强壮、精神兴奋、声高气粗、痛处拒按、脉有力者为实证。

（4）虚实夹杂证。即正气不足与邪气过盛同时并见。既可为以虚为主的虚中夹实证，又可见以实为主的实中夹虚证，具体表现为表虚里实、表实里虚、上虚下实、上实下虚等。治疗时须明辨虚实主次、先后缓急，或以攻为主，或以补为主，或先攻后补，或先补后攻，或攻补兼施等。

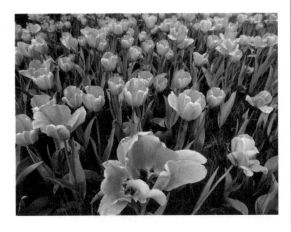

虚证和实证在一定条件下可以相互转化。先为实证，由于失治或误治等原因致使病程迁延，病邪虽已减弱，但体内正气也渐耗伤，此为实证转虚，为临床常见；虚证转实则临床少见，实际上是因虚而致实，如先为虚证，又感受外邪或痰饮、瘀血等停滞堆积，出现因虚致实。

在病情发展到比较严重阶段或病情复杂时，还可能出现真实假虚或真虚假实等情况。真实假虚指疾病本质为实，却表现出类似于虚的假象，即所谓"大实有羸状"。真虚假实指疾病本质为虚，反表现出类似于实的症状，即所谓"至虚有盛候"。鉴别两者要全面分析症状、体征、病程、病史及患者体质状况等。一般脉有力者为真实，脉无力者为真虚；舌苍老坚敛、苔黄厚者为真实，舌胖嫩者为真虚；新病、体质较强壮者为真实，久病、年高体弱者为真虚。

阴阳辨证　是通过判定病证属阴属阳，大致区分病证位置、性质及邪正盛衰状况的辨证方法。阴阳是八纲的总纲，是对表里、寒热、虚实的总概括。临床凡以抑制、沉静、寒冷、晦暗等为证候特征者，属于阴证；相反，凡以兴奋、躁动、火热、光亮为证候特征者，属于阳证。与其他六纲一样，阴证和阳证可随机体抗病能力的变化而相互转化，阳证转为阴证常常表示病情恶化，阴证转为阳证表示病情趋于好转。此外，阴阳辨证还有分析人体阴精阳气虚损不足的功能，阳气亏虚可形成阴寒相对偏盛的阴证；阴液不足，阳气相对有余，又可表现为虚热状态的阳证。

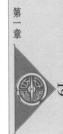

[三、气血辨证]

中医对病证进行分析归纳的方法之一。即运用中医学气血理论,对望闻问切四诊所得临床资料进行综合分析,以判定气血病变状态的临床思维过程。是常用的辨证方法之一。

它着重分析疾病与气血的关系、确定病变在气或在血,继而判断气血有无亏损或运行失常。气血辨证实际上是八纲辨证在气血方面的深化和具体化,如气虚、血虚等气血的亏损为虚证,气滞、气逆、血瘀等气血的运行失常为实证,血热、血寒分别为血分的热证、寒证。临床常需与脏腑辨证结合使用。因为气血是脏腑功能活动的物质基础,亦是脏腑功能活动的具体表现,所以,脏腑病变与气血病变常常相伴出现、互相影响。

关于气血的病机变化和证候表现,早在《内经》中就有了详细的描述,并始载气虚、气脱、气逆、血虚等证名。为了使这方面理论系统化,近人确立了气血辨证概念。

辨证内容分为两方面:

气病辨证 气是脏腑组织的机能活动,其病机变化多表现为各脏腑组织机能活动的减退或失常,即气虚、气陷、气滞、气逆。①气虚。多由久病体虚,劳累过度,年老体弱等因素引起。临床表现以神疲乏力,声低气短、动则加重,舌质淡嫩,脉虚无力等全身机能活动减退的症状为主(见气虚证)。②气陷。因气虚升举无力,清阳之气不升反而下陷所致。临床表现以腰腹坠胀、久泻久痢不止、内脏下垂、脱肛、阴挺等为主,并兼见气虚表现。气陷多是气虚的发展或为气虚的一种特殊表现形式(见气陷证)。③气滞。病邪内阻、七情郁结、饮食失调或阳气虚弱、温运无力,使气机阻滞、运行不畅而致。临床特征为胀闷疼痛,据气滞部位的不同,胀痛部位也有区别,如肝郁气滞一般为胸胁胀痛,胃气郁滞则为胃脘胀痛(见气滞证)。④气逆。七情、外邪、痰浊、食积、火热均可壅阻气机,使气当降不降反而上逆。临床常见以咳嗽气喘为主的肺气上逆,以呃逆、嗳气为主的胃气上逆,以头痛、眩晕、昏厥为主的肝气上逆（见气逆证）。

血病辨证　血行脉中，运行全身，起滋养濡润全身脏腑组织的作用。血病主要表现为：①血虚。大病、久病、产后、外伤等可耗伤阴血或脏腑功能减弱，影响血的化生所致。临床表现为头晕眼花，心悸失眠，手足发麻，面色萎黄无华，爪、甲、唇、舌淡白，脉细等（见血虚证）。②血瘀。情志不畅，寒邪侵袭，气虚无力推动或跌打损伤等均可导致血液运行不畅或血溢脉外而停蓄体内。其临床特征是固定性刺痛、拒按，甚者有肿块，面唇晦暗，舌有瘀点、瘀斑，脉涩等（见血瘀证）。③血热。由外感温热毒邪或脏腑火热炽盛，热迫血分而成。临床表现为各种出血势急量多、血色鲜红，斑疹显露或痈疡红肿热痛，伴发热、烦躁、舌红绛、脉数有力等（见血热证）。④血寒。由寒邪侵入血分，以致血脉凝滞、血行不畅而成。临床表现为手足冷甚至冷痛、肤色青紫或少腹拘急冷痛，痛经、月经错后、经色发暗夹有血块，舌质暗淡、苔白，脉沉涩等。

证候关系与治则　气血病证之间常相互影响，血离不开气的化生，气必须依附于血而存在。所以气虚不能生血可致血虚，血虚者亦易致气虚，终成气血两虚证，治宜气血双补。在大量失血的情况下，又可出现气随血脱之证，治宜益气固脱方能有效。血属阴主静，不能自行，有赖于气的推动，一旦气虚或气滞、推动无力，则血行不畅而致气虚血瘀或气滞血瘀；如气机逆乱，则血亦随之而逆乱，如血随气升而见面红、目赤、头痛，甚则吐血等表现；如血随气陷，则表现为腰腹坠胀，甚则二便、前阴下血等症。因此，治疗血行失常的病证，常须配合补气、行气、降气等药。

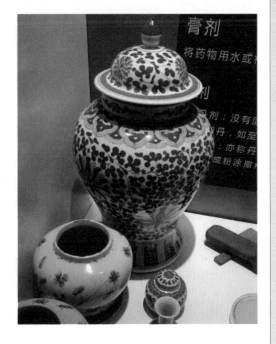

气虚证

因人体之气不足导致气的基本功能减退所引起的中医虚弱证候。可见于多种疾病，如久病体弱、虚劳等。

气有全身之元气、各脏腑之气，气的盛衰与机体的功能活动强弱关系密切。当饮食损伤脾胃、气血生化乏源，劳倦内伤，大病久病损伤元气，年老体弱或素体禀赋不足、元气亏损，均可形成气虚证。

临床表现为神疲乏力，气短息弱，声低懒言，头晕目眩，自汗，活动后诸症加重，舌淡嫩，脉虚弱无力等。元气亏虚、机体功能衰退，故气短息弱，声低懒言，全身乏力，精神倦怠；气不能上升温养头目，则头晕目眩；气虚卫表不固、腠理功能失常，故皮毛疏松，容易出汗；劳则耗气，故活动后各症加重；气为血之帅，血的运行有赖于气的推动，气虚则血行无力，故脉虚无力；血不能上荣于舌而见舌淡嫩。气虚证因虚损脏腑的不同，又可分为心气虚证、肺气虚证、脾气虚证、肝气虚证、肾气虚证等。

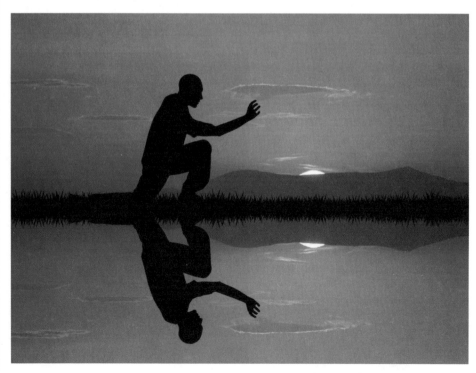

因气包括人身元气及各脏腑之气，故气能生血、气能生津，气能推动阴津血液的正常运行。一旦气虚，不仅阴津血液的化生不足，而且也易出现气不摄津、津液外泄之多汗，气不摄血之出血，气不行血之血瘀证表现。

气虚证的治疗以补气为法，临床常结合具体病变脏腑，选用四君子汤、补中益气汤、玉屏风散等。

1986 年中国中西医结合虚证与老年病研究专业委员会修订的气虚证辨证参考标准为：①神疲乏力。②少气或懒言。③自汗。④舌胖或有齿印。⑤脉虚无力（弱、软、濡等）。5 项中有 3 项即可辨为气虚证。

气陷证

因气虚而升举无力，清阳之气不升反而下陷所引起的虚弱性中医学证候。常见于久泻、脱肛，西医学的胃下垂、子宫脱垂、慢性肠炎等疾病也常被中医辨为气陷证。

机体脏腑位置的稳定及功能正常与否，与人体之气的盛衰关系密切。素体禀赋不足，老年元气亏虚，饮食不节，思虑伤脾，过度劳累，妇女胎产过多，均可导致气虚升举无力，清阳上升之气反而下陷，形成气陷证。临床表现以腰腹坠胀，久泻，脱肛，子宫脱垂，甚则大便随矢气溢出，诸症劳累后为甚，舌淡苔白，脉细弱等为主。气陷多由气虚发展而来，故兼见神疲乏力、气短懒言等气虚表现。气陷证的治疗以补气升提为法，常用补中益气汤类加减。

气滞证

因人体某一部分或某一脏腑、经络的气机阻滞、运行不畅所引起的中医学证候。多见于胃脘痛、胸痛、胁痛、腹痛、郁证、癥瘕、痛经，西医学的神经官能症、慢性胃炎、肠炎、溃疡病、慢性肝炎、更年期综合征等疾病现也常被中医辨为气滞症。

气滞在古代又称气结、气郁。战国时代的《内经》中论述了由情志不畅引起的气结和气闭。元代朱丹溪十分重视气机郁滞，强调"气血冲和，万病不生，一有怫郁，诸病生焉。故人身诸病，多生于郁"（《丹溪心法》）。元代以后，气郁证多限定为情志不畅引起的肝郁气滞证，因而现代气郁证的范围变小，仅是气滞证的一个类型。

气运行于全身，贵在流通舒畅，如情志不遂、心情抑郁、感受外邪、饮食失调，则会导致气行不畅乃至停滞不通而形成气滞证。若元气亏虚、气行无力或瘀血停聚、阻碍气行，也可导致气滞证。临床表现以胀闷、疼痛为主，疼痛的基本特征为胀痛、窜痛或攻痛。辨证时要审症求因，确定部位。如胃脘胀闷疼痛、嗳腐吞酸、厌食、大便臭如败卵，多由饮食不节、暴饮暴食、食物停滞胃脘所致；胸闷叹息，胸胁、乳房、少腹胀痛，是情志不畅、肝气郁结、经气不利的表现；如项背强痛，伴有无汗、恶风等症，多因风寒侵袭肌表、足太阳膀胱经气行不畅、不能输布津液以濡养络脉所致。

血和津液属阴主静，其正常运行有赖于气的推动。气行则血液畅行、津液布化；气滞则血行不利、津液停滞，形成气滞血瘀、气滞水停、气滞痰凝和气郁化火等证，而血瘀、水停、痰凝反过来又可阻滞气机、加重气滞。

气滞证的治疗以理气行滞为法，常用越鞠丸等。因气滞证的病因、病位比较复杂，临床应结合病位、病性以及与其他病证的关系加减用药。

气逆证

因体内气机应降反升或升发太过所引起的中医证候。可见于咳喘、呕吐、呃逆、反胃、头痛、眩晕、昏厥，西医的气管炎、支气管哮喘、高血压、胃肠神经官能症等疾病也常被中医辨为气逆证。

人体之气有升降出入 4 种基本运动形式。肺、胃等气本向下行为顺，若气行当降不降反而逆上者称为气逆证，可因感受外邪、痰食停积、情志不畅引起。如感受外邪或痰浊壅塞，肺失肃降，上逆而为喘咳；若寒饮、痰浊、食物停积于胃或外邪犯胃以致胃失和降、气反逆上则致恶心、呕吐、嗳气、呃逆（见胃气上逆证）。肝主疏泄条达，若恼怒伤肝，肝气升发太过，则出现头痛、眩晕，甚则昏厥。治疗以顺气降逆为法。痰浊壅肺、肺气上逆者常用苏子降气汤，胃气上逆者常用旋复代赭汤。

血虚证

因体内血液不足，不能濡养脏腑、组织、器官所引起的虚弱性中医学证候。常见于心悸、虚劳、眩晕、长期发热、月经不调、崩漏、闭经、不孕，西医学的营养不良、造血功能障碍、慢性消耗性疾病、神经衰弱或出血性疾病等也常被中医辨为血虚证。

血化生于由脾胃腐熟运化的水谷精微和肾精，在气的推动和固摄下运行不息，营养和滋润全身。若脾胃虚弱、纳食减少、水谷精微不足以生血；或肾气衰弱，阴精不足以化血；或失血过多，热病、大病、久病等耗伤阴血；或劳倦内伤、思

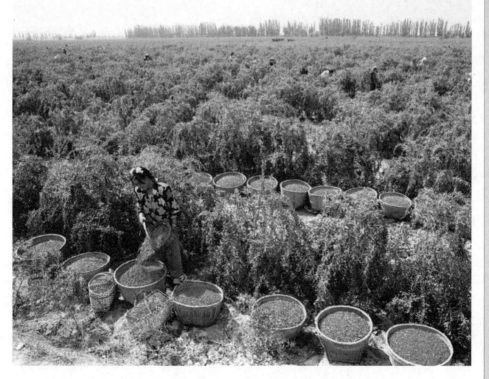

虑过度暗耗阴血、虫积肠道、耗吸营血等，皆可形成血虚证。临床表现为面白无华或萎黄，口唇、爪甲、眼睑、舌质色淡，头晕眼花，手足发麻，心悸失眠，妇女月经不调，脉细无力等。因血虚不足，五脏六腑、四肢百骸皆失于濡润，故有上述表现。

心主血，肝藏血，心肝两脏与血的关系最为密切。若心血虚，可见心悸，失眠，多梦；肝血虚则眩晕、耳鸣、视物模糊、手足震颤等。若体内瘀血停滞不去，有碍新血的生成，亦可成为血虚的病因。倘若祛除了瘀血，新血得生，血虚症状即可得到缓解，故有"瘀血不去，则新血不生"之说；相反，血液不足，无力运行，则瘀血难去。气虚无力化生营血，也是血虚的原因之一；另外，气虚也可是血虚无以生气的结果。因此，血虚与血瘀、血虚与气虚可互为因果。

血虚证的治疗以补血为法。常以四物汤为基本方，结合病因、病位灵活加减。若疗效不显，可结合补益脾胃或滋补肾精法治疗。

血瘀证

因血液运行不畅，停滞瘀积或血溢脉外而停蓄体内而引起的中医学证候。常见于腹痛、噎膈、胁痛、鼓胀、中风、癫狂、痛经、闭经，西医学的肿瘤、肝硬化、冠心病、脑血管意外等病症常被中医辨为血瘀证。

"瘀"字最早出于《楚辞》"形销铄而瘀伤"。《说文解字》曰："瘀，积血也。"《内经》虽无"血瘀"之名，但有"血不得散""恶血""留血""凝血"等名称。汉代张仲景在《金匮要略》中始有"瘀血病脉证治"。清代王清任在《医林改错》中阐发了血瘀证的症、因、脉、治，创制出著名的血府逐瘀汤、膈下逐瘀汤、身痛逐瘀汤及补阳还五汤等治疗血瘀证的方剂。近人在古代有关瘀血与血瘀证认识的基础上，对二者的概念作了界定：即瘀血是常见的病理产物，凡离经之血未能及时排出或消散而停留于某处或血液运行受阻、壅积于经脉或脏器呈凝滞状态、失却生理功能者，均属瘀血；由瘀血内阻所导致的证候，称为血瘀证。

血液的正常运行有赖于阳气的温煦推动。若寒邪入血，寒凝血滞；情志不遂，则气郁血滞；久病体虚、阳气不足，无力温煦推动血液的正常运行以及跌打损伤等原因均可形成血瘀证。

血瘀证的临床特征主要表现在疼痛、肿块、出血和色脉改变等方面。因瘀血内停、血行受阻，不通则痛，具有刺痛、固定、拒按等特点，夜间血行较缓，故夜间痛增；瘀血凝结可成肿块，在体表者色青紫，在腹内者触之质硬而不移；血不循经而溢出脉外，则见各种出血，血色紫暗或夹血块；瘀血不去则新血不生，血不濡养肌肤可见粗糙如鳞甲、面色黧黑；脉络瘀阻则见腹露青筋、皮肤丝状红缕、舌现瘀点瘀斑、脉细涩或结代等。辨证时，首先要确定血液瘀滞的部位，如瘀阻于心，可见心悸、胸闷、心痛；瘀阻于肺，可见胸痛、咯血；瘀阻于胃肠，可见呕血、大便色黑如漆；瘀阻于肝，可有胁痛、痞块；瘀阻于胞宫，可见少腹疼痛、月经不调、痛经、闭经、经色紫暗成块；瘀阻于肢体局部，可见局部青紫、肿痛等。其次要分析形成血瘀证的原因，如面色淡白、身倦乏力、少气懒言，为气虚无力推动血液运行所致的气虚血瘀证；如患者性情急躁易怒，胸胁胀闷疼痛、日久不解，发展为胸胁刺痛、拒按，甚则胁下出现痞块等症，乃由气滞导致血瘀证；如手足局部冷痛、肤色紫暗，多与感受寒邪或阳虚生寒、寒凝血脉有关；若发热、口渴、

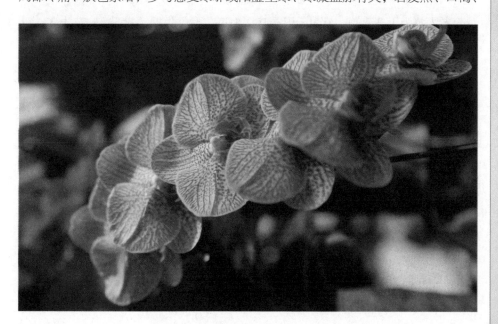

头痛、烦躁、神昏谵语、肌肤发斑甚或出血、少腹坚满胀痛、大便色黑，是瘀热互结证。血瘀证的成因常可相兼为患，如气虚加之情绪不舒，可形成气虚气滞的血瘀证。

血瘀证的治疗以活血化瘀为法。具体治法须根据不同病因、病情轻重和血瘀证之虚实而相应结合补气、养血、行气、温经、凉血、破瘀消积等进行。

血瘀证的现代研究主要集中于证候诊断规范化及实验研究两个方面，如中国中西医结合研究会活血化瘀专业委员会于1986年拟定了《血瘀证诊断标准》，列出主要依据、其他依据、实验室依据若干条，定出判断标准；1988年在北京召开的血瘀证研究国际会议重新修改了《血瘀证诊断参考标准》。有关实验研究主要从血液流变学、血液生物物理学、血流动力学、血液微循环等方面进行，认为血液黏度是判定有无血瘀及血瘀程度的重要指标。

血热证

由外感温热毒邪或脏腑火热炽盛、热迫血分所引起的中医学证候。临床以各种出血势急量多、血色鲜红，斑疹显露或痈疡红肿热痛，伴发热、烦躁、舌红绛、脉数有力等为主要表现。常见于温热病、血证、月经先期、崩漏、疔疮走黄，以及西医学的流行性出血热、过敏性紫癜、白血病、败血症、皮炎等病症。

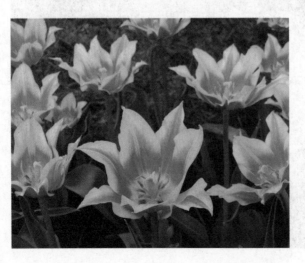

血热证按其成因可分为虚实两类。饮酒过多、过食辛辣厚味蕴积胃肠、滋生胃火而致吐血、呕血、便血；肺热炽盛而致咯血、衄血；或膀胱热盛而致尿血等；多属实证。若烦劳过度、房事不节或久病耗伤心肾之阴，阴虚火旺、迫血妄行而出现咯血、尿血、紫斑等，多属虚证。

血热证的治疗：实者宜止血、凉血，胃火用玉女煎，肺热用百合固金汤，疔疮用五味消毒饮等。

血寒证

阴寒之邪侵犯血分所引起，临床以血脉凝滞、收引等为主要表现的证候。常见于冻伤、妇女月经不调、痛经及脱疽等疾病。

血寒证的临床表现为手足或少腹冷痛，喜暖畏寒，得温痛减，手足厥冷、色青紫，妇女经期推迟，痛经，形寒肢冷，经色紫黯夹有血块，舌淡暗，苔白，脉沉涩。《素问·举痛论》云，"寒则气收"，"寒气入经而稽迟，泣而不行，客于脉外则血少，客于脉中则气不通，故卒然而痛"。寒为阴邪，其性凝敛，寒邪侵袭血脉，脉道收引，血行不畅，致手足络脉瘀滞，气血不得畅达，故手足冷痛。血寒证还多见于妇女，由于素体虚弱，外中天地之寒，或内受饮食之冷，致寒客血脉，寒凝胞宫，冲任阻滞，血行瘀塞，而见少腹冷痛，经期推迟，经色紫黯，夹有血块，甚或经闭。阳气被遏，不能外达肌肤，则形寒肢冷，肢端青紫，舌暗苔白，脉沉迟。

《素问·调经论》云："血气者，喜温而恶寒，寒则泣不能流，温则消而去之。"血寒证的治疗主要以温经散寒，调理气血为主。若在脱疽病中出现血寒证，则多表现为面色暗淡无华，喜暖怕冷，患肢麻木，小腿抽痛，足趾暗红或青紫而冰凉，疼痛甚剧，彻夜难眠，舌紫黯，脉弦细而迟涩。此多由肝肾不足，外感寒邪，以致寒凝血滞，阻塞经络所致。治宜温阳散寒，活血通络。

血寒证应注意与血瘀证鉴别，两证都有血脉凝滞症状，在病因病机上密切相关，但有一定区别。以病因而论，血寒证多由素体阳虚，寒邪客于血脉之中，使气血运行迟缓而致。血寒也是形成血瘀的病因之一，血瘀证中一部分是血寒证进一步发展的结果。两者的主要区别在于血寒证既有寒象，又有疼痛如刺，固定不移，甚而痕积包块，舌有瘀斑，脉沉迟等瘀血症状，与单纯血瘀不同。

[四、脏腑辨证]

中医对病证进行分析归纳的方法之一。即根据脏腑的生理、病机特点，对望闻问切四诊所得临床资料进行综合分析，以判定疾病所在的脏腑部位、病因以及脏腑阴阳、气血、寒热、虚实等病变状态的临床思维过程。为中医辨证体系中的重要组成部分，是其他辨证方法的基础。

脏腑化生、输布气血津液，是机体最重要的组成部分，脏腑之间存在着生克制约关系，脏腑之间、脏腑与其他部位之间通过经络保持着相互联系，因而脏腑功能正常是机体健康的重要保障，反之机体病变又多与脏腑相关。故脏腑辨证是辨证论治的核心部分，是临床各科辨证的基础，常与气血津液辨证、经络辨证结合用于内伤杂病辨证分析，与六经辨证、卫气营血辨证、三焦辨证结合用于外感病辨证分析。

简史 脏腑辨证渊源于《内经》中《素问·至真大要论》提出的"诸风掉眩皆属于肝"，"诸湿肿满皆属于脾"等五脏病变的证候特点。《难经》还归纳了脏腑病证的几种传变规律。汉代张仲景在《金匮要略》中除论述脏腑病变的成因、传变和治则外，还提出五脏风、寒、积聚的脉症，充实了脏腑辨证内容。其后，《中藏经》指出脏腑辨证的重点是"虚实寒热"。宋代钱乙在《小儿药证直诀》中提出"五脏辨证"的概念。金代张元素在《医学启源》中归纳了脏腑虚实补泻用药式。1949 年后，中医学试用教材第三版正式启用"脏腑辨证"一词。

辨证要点 脏腑辨证从总体上可分为脏病辨证、腑病辨证和脏腑兼病辨证三类，其中脏病辨证是脏腑辨证的主体。

脏病辨证　五脏的病机主要表现为两种，一是病邪侵袭或停滞于不同脏器，引起该脏功能紊乱；二是各脏阴阳气血津精的虚损、不足导致脏腑功能失常。脏病辨证即根据五脏的生理及病变特点，综合分析临床表现，判定病变部位：（1）心病辨证。心有推动血液在脉管中正常运行以营养全身及主司人的精神意识、思维活动的功能。心病则血脉运行障碍、精神思维活动异常，主要表现为心悸、心痛、健忘、失眠、胸闷等症。临床常见心气虚证、心阳虚证、心血虚证、心阴虚证、痰火扰心证、心火亢盛证、心脉痹阻证及痰蒙心包证等。（2）肝病辨证。肝喜条达，主疏通宣泄，主藏血，其性升发。其病变常以眩晕、胁痛、巅顶头痛、抽搐、痉厥、震颤、眼花目赤等疏泄失职、血失所藏的表现为主。临床常见肝血虚证、肝阴虚证、肝气郁结证、肝火上炎证、肝阳上亢证、肝风内动证、肝胆湿热证等。（3）脾病辨证。脾主运化水湿及水谷精微，并统摄血液在脉中运行。脾病则运化失职，血失所统。脾喜燥而恶湿，故湿邪最易伤脾，脾虚最易生湿。其病变主要表现为食少，腹胀，腹痛，便溏，身重，肢懒，水肿等。临床常见脾气虚证、脾阳虚证、脾阴虚证、脾气下陷证、寒湿困脾证、湿热蕴脾证、脾虚湿困证、脾不统血证等。(4)肺病辨证。肺主气、司呼吸，并主宣发肃降，主疏通和调节体内水液运行的通道，从而推动水液的输布和排泄。肺病则宣发肃降失司，气机升降失常。肺为娇脏，为呼吸之通道，不耐寒热，外邪常从口鼻、皮毛侵犯肺脏，出现感冒、咳嗽、气喘、胸痛、浮肿等表现。临床常见肺气虚证、肺阴虚证、痰浊阻肺证、风寒束肺证、肺热证、肺燥证等。(5)肾病辨证。肾主水、纳气并藏精，为人体先天之本，主持人体的生殖发育与水液代谢。肾病主要表现为腰膝酸软而痛，耳鸣、耳聋、遗精，水肿，小便异常等。临床常见肾气虚证、肾阳虚证、肾阴虚证、肾精不足证、肾虚水泛证等。

腑病辨证　腑病包括胃、小肠、大肠、膀胱、胆、三焦6个器官(见六腑)病变。腑病辨证包括：(1)胃病辨证。胃主受纳、腐熟饮食物，其气下行，以降为顺，胃病主要表现为食欲减退、脘腹胀闷疼痛、恶心呕吐、嗳气、呃逆等，临床常见胃寒证、胃热证、胃阴虚证、胃气不和证、胃气上逆证等。(2)小肠辨证。小肠主泌别清浊，在吸收水谷精微的同时将食物残渣送至大肠。其病变主要表现为脐腹胀痛、二便异常等，临床常见小肠虚寒证及小肠实热证等。(3)大肠辨证。大肠主司传导糟粕自肛门排出体外。大肠传导功能失常，主要表现为大便失常：便秘或泄泻。临床常见大肠虚寒证、大肠实热证等。(4)膀胱辨证。膀胱主储藏、排泄尿液。膀胱病变主要是气化及排尿功能失常，表现为小便异常：频数、淋漓、短涩、遗尿、尿闭。临床常见膀胱湿热证、膀胱虚寒证等。(5)胆病辨证。胆主决断，储存和排泄胆汁。胆有病变，胆气不畅、胆气虚怯，可见口苦发黄、惊恐失眠、两颞侧头痛等。临床常见胆经郁热证、胆气虚证等。(6)三焦辨证。三焦具有主持诸气、疏通水道的作用。三焦病变主要与水液代谢失常有关。其辨证内容概括在肺、脾、肾、膀胱等有关脏腑病证中。

脏腑兼病辨证　包括脏与脏、腑与腑、脏与腑兼病三种形式的辨证：(1)脏与脏兼病辨证。脏与脏兼病是指肝心脾肺肾五脏中，某两脏或某三脏相兼为病。五脏之间除有经络互相沟通、功能互相影响外，还保持着一定的生克制化关系。

一旦某脏发生病变，即可影响他脏，出现脏与脏兼病。临床常见心脾两虚证、心肾不交证、肝脾不和证、肝肾阴虚证、肝火犯肺证、脾肾阳虚证、脾肺两虚证、肺肾阴亏证及肾水凌心证等兼病形式。（2）腑与腑兼病辨证。六腑在传化水液及食物过程中，一旦某腑功能障碍，常易导致他腑功能失常，出现腑与腑兼病。六腑病机多

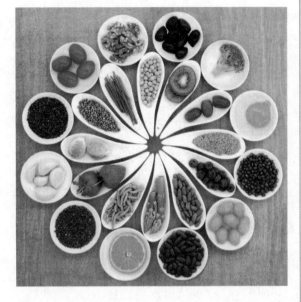

为气滞不通或气机上逆。临床常见胃与大肠、小肠与大肠、胃与胆、膀胱与三焦兼病形式。（3）脏与腑兼病辨证。脏病与腑病相互影响，通常在心与小肠、肝与胆、脾与胃、肺与大肠、肾与膀胱等表里相合的脏腑之间最易形成。一方面由于经络的直接联系，使病气得以互相移易；另一方面是脏与腑的功能异常可彼此相互影响、相兼为病。临床常见脾胃不和证、肝气犯胃证、肝胆湿热证等兼病形式。

心气虚证

因心气不足、鼓动无力所引起的中医学证候。多见于惊悸、不寐、胸痹、虚劳，西医学的心律失常、贫血、神经衰弱等疾病常被中医辨为心气虚证。

心脏的正常搏动，血液在脉管内的正常流动，有赖于心气的鼓动和振奋。若久病体虚、劳神过度、暴病损伤正气、禀赋不足或老年脏气亏虚，使心气不足以鼓动和振奋心脏功能，心神失养，血脉运行不畅，便出现心气虚证。临床表现以心悸、自汗、气短、胸闷且动则加重为主，伴见神疲懒言、精神萎靡、面舌色淡、脉虚等。上述表现反映了心气虚弱，鼓动无力，血行不畅以及心神失养的病机特点。心居胸中，心气不足、心失其养、胸中阳气不振，则感心悸、气短、胸闷不舒；

劳累耗气，故诸症劳累后加重；汗为心液，心气虚则心液外泄故多汗；心气虚常兼阳气不振，故神疲懒言、精神萎靡。气虚则无力运血上荣头面而见面、舌色淡；心主脉，心气不足则脉虚无力。临证以心悸与气虚症状并见为辨证要点。若病情进一步发展，则可损伤心阳，兼见畏寒肢冷、舌体淡胖、苔白滑等症（见心阳虚证）。心气虚而血行失畅可成为心血瘀阻证的病因。

心气虚的治疗以补心益气为法。

心阳虚证

因心阳虚衰，温运无力，虚寒内生所引起的中医学证候。常见于心悸、胸痹、奔豚气，西医的心律失常、冠心病、充血性心力衰竭、休克等疾病常被中医辨为心阳虚证。

心阳虚常由心气虚证发展而来，以心悸怔忡、胸闷或痛与阳虚症状并见为辨证要点。心阳虚衰，温运无力，虚寒内生为其基本病机。心阳受损、温运无力、心动失常，故心悸怔忡；阳虚则生寒，寒凝经脉、心脉痹阻、胸阳不展，所以心

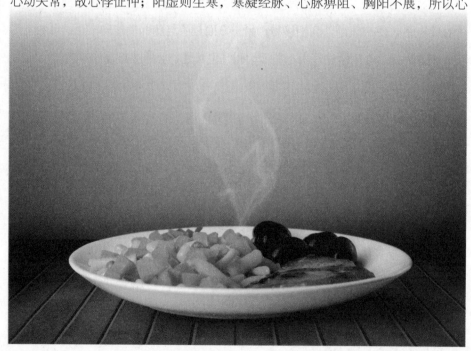

胸憋闷或作痛，甚或面唇青紫、舌质紫暗；阳虚寒凝，脉气不相接续，则脉结代；畏寒肢冷、面色苍白、气短冷汗、舌淡胖苔白滑、脉象沉弱皆为阳气虚寒之象。因汗为心液，若心阳虚进一步发展到心阳暴脱，不仅心液随之外泄而大汗淋漓、肢体温度亦由寒凉变为厥冷，而且宗气大泄，不能助肺以行呼吸，出现呼吸衰微；更因阳气虚脱，心神随之涣散而致神志模糊，甚则昏迷；脉微细欲绝，为心阳衰亡之象。由于心阳本于肾阳，所以互相影响：肾阳虚衰，水气凌心时，可致心阳亦虚；而心阳虚亦能损伤肾阳，出现尿少、水肿等症。

心阳虚证的治疗以温通心阳为法。

心血虚证

因心血不足，心失濡养所引起的中医学证候。常见于心悸、不寐、虚劳，西医学的心律失常、神经官能症、贫血等病常被中医辨为心血虚证。

心主血，若失血过多、久病体虚、忧思过度、暗耗心血，脾胃功能减弱，血之化源不足、心失所养，影响心主血脉和心主精神意识、思维活动的功能，均可形成心血虚证。以心悸、失眠与血虚症状并见为辨证要点，血不养心、血虚不荣为基本病机。心血不足，心失所养，故心悸怔忡；血不养心，心神不宁，则失眠多梦；血虚不能上荣头面，故见头晕，健忘，面色淡白或萎黄，唇舌色淡；血虚不能充盈脉道，则脉象细弱。

血属阴，心血虚证当隶属于心阴虚证，故阴血不足，二者往往相提并论，同有心悸、失眠、多梦等阴血亏虚不能濡养心脏的症状。但心血虚证又不同于心阴虚证，因面、唇、舌、脉、脑髓得不到血液的供养，故表现出来的面色无华，唇、舌色淡，脉象细弱，头晕，健忘等症也较阴虚为重。而心阴虚证除有阴血不足征象外，尚有内生虚热表现。

心血虚证的治疗以养心补血为法。由于心脾两脏在血液的生化和运行方面存在着密切的关系，所以补养心血时，常结合健脾益气法进行治疗。

心阴虚证

因心阴不足，心失濡养，虚热内扰所引起的中医学证候。常见于心悸、虚劳、不寐、盗汗，西医学的心律失常、神经官能症、贫血、甲状腺功能亢进、结核病等疾病常被中医辨为心阴虚证。

心主管血脉的正常运行和人的精神意识、思维活动，离不开阴液的济养。若久病体虚，劳神太过，热病后期，情志不畅或经常动气动火，或肾阴不足、不能上济心阴，均能耗伤心的阴液、内生虚热，影响心主血脉和藏神的功能，出现心阴虚证。以心悸而烦、失眠多梦与阴虚症状并见为辨证要点；心阴不足，心失濡养，虚热内扰为其基本病机。心阴受损，心失其养，心动不安，故心悸，必与虚热内扰心神所致的心烦、失眠、多梦并见。同时伴有颧红、五心烦热、舌红少津、脉细数等阴虚内热的症状，并因虚热内蒸、阴液外泄而致夜间盗汗。

心阴虚证的治疗多用滋阴补心安神。由于心阴靠肾水的上济滋养，即水火相济，故治疗心阴虚证时，当佐以滋养肾阴的药物。若心阴不足以抑制心火，容易导致心火亢盛，而心火亢盛亦容易耗伤心阴，两者互为因果。但心阴虚证属于虚证，心火亢盛证属于实证，阴虚火旺为本虚标实，治疗时必须分清标、本而给予相应的方药。

心火亢盛证

因心火炽盛，扰乱心神所引起的实热性中医学证候。常见于血淋、不寐、癫狂，西医学的多发性口腔溃疡、泌尿系统感染、甲状腺功能亢进、神经官能症和精神病等常被中医辨为心火亢盛证。

心阴心阳平衡协调，共同维持心主血脉、主神志的功能活动。火热之邪侵入、平素偏食辛辣之品、愤怒抑郁，均可化热化火，继而损伤心阴、内扰心神，形成心火亢盛证。具体表现依据病变机理的不同又可分为心火内炽、心火上炎和心移热于小肠3种：①心火内炽。心经火热炽盛，扰乱心神，轻则心烦失眠，重则狂言昏乱，嬉笑不休；火热盛，故脉数，甚则火热灼伤血络而见各种出血；因心火内炽胸中，患者自觉心胸烦闷。②心火上炎。舌为心之苗窍，心火旺盛必循心经上炎于舌体，可见口舌生疮，甚则糜烂、舌尖痛、舌质红赤起刺等。③心移热于小肠。心与小肠相表里，心火亢盛亦能循经下移，可见小便黄赤、排尿灼热刺痛，甚或尿血等小肠实热之证。

心火亢盛证的治疗以清心泻火为法。若兼有出血现象，可以加入凉血止血之品。

痰火扰心证

因痰火扰乱心神所引起的以神志失常为主症的中医证候。多见于痫、狂、不寐、中风，西医的精神分裂症、脑血管意外等疾病常被中医辨为痰火扰心证。

痰火扰心多因过度精神刺激，如思虑愤怒过极，气郁化火或外感热邪炼津成痰，痰火相搏、上扰心神所致。临床表现以神志失常、语无伦次、哭笑无常，兼见面红目赤、舌红苔黄腻、脉滑数等为主；还可兼见心悸失眠或高热、气粗、尿赤、便结、喉中痰鸣等症。心主神明，心神为痰火所扰，主神明功能失常，故见各种

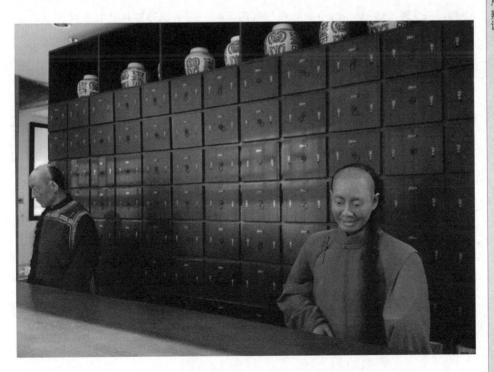

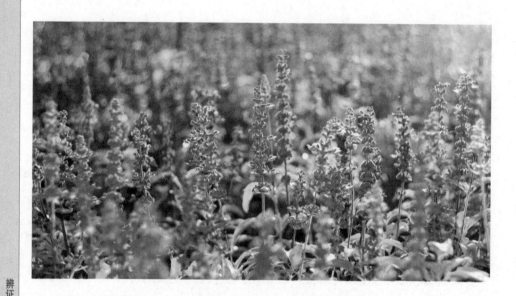

神志失常症；热邪内结，上攻头面致面红目赤；心主血脉，痰火扰心，故见心悸；热甚则见高热，尿赤便结；痰浊凝滞喉中，则致喉中痰鸣。

痰火扰心证与痰迷心窍证（即痰蒙心包证）均由痰浊上犯心窍所致，临床表现均以神志失常为主。但痰迷心窍是气郁生痰，痰气郁结蒙蔽心包；痰火扰心是气郁化火，火热之邪炼津成痰，痰火搏结，扰乱心神。前者属阴，少躁动之象；后者属阳，必兼火热之象。临床上两者可以相互转化。痰迷心窍证可由痰气郁结、日久化火而转为痰火扰心证；痰火扰心证亦可因火降而变为痰迷心窍证。两证的区别在于阴阳、动静及有无火象。

痰火扰心证的治疗以清心豁痰、泻火开窍为法。

心血瘀阻证

心脉受阻，血液运行不畅所引起，临床以心胸憋闷疼痛，唇舌紫黯为主要表现的证候。又称心脉痹阻证。多见于胸痹、厥心痛、心悸，西医的冠心病、心律失常、精神分裂症、充血性心力衰竭等疾病。

心脉的正常运行与心气充沛、血液充盈、脉道通利三者有关。若因久病体虚，思虑劳心过度，心之阳气不足以推动血液运行，则容易导致瘀血内阻、气机阻滞，而使心脉受阻出现心血瘀阻证。该证常因劳累、感受寒邪、痰湿内停，或情志变化而被诱发，或加重。

心血瘀阻证的临床表现为心胸憋闷疼痛，痛引肩背，并可循手少阴心经向左上肢放射，以及口、唇、爪甲青紫，舌质暗红，或有瘀点、瘀斑，脉涩或结、代等。本证虽因于虚，但多实证。疼痛发作时，必须辨清瘀、痰、寒、气的不同特点，进行诊断和治疗。

心血瘀阻证治宜活血化瘀、温通心阳。疼痛发作时，着重祛瘀、行气、化痰、散寒；缓解时，以温通心阳、疏通心脉为主。

肝气郁结证

因肝的疏泄功能失常，气机郁滞所引起的中医学证候。又称肝郁气滞证，简称肝郁证。常见于胁痛、胃脘痛、失眠、月经不调，西医学的肝炎、胆囊炎、神经衰弱等疾病现常被中医辨为肝气郁结证。

肝主疏泄，性喜条达而恶抑郁。若情志抑郁伤肝、疏泄不及或因其他原因影响气机升发和疏泄，均可导致肝郁气滞。以心情抑郁和肝经循行部位的胀闷疼痛（如胸胁、小腹胀闷窜痛，善太息，妇女乳房胀痛、月经不调、痛经、闭经等）

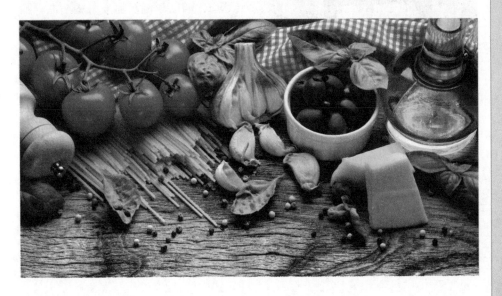

为辨证要点。肝失疏泄、气机郁滞，进而气郁痰结、气滞血阻为其基本病机变化。足厥阴肝经起于足大趾，循腿内后侧上行，绕阴器，至少腹，布胁肋，上连目系，会于巅顶。肝气郁结，经气不利，故胸胁、乳房、少腹胀闷疼痛或攻窜作痛；气机郁结，不得条达疏泄，则心情抑郁；气病及血，气滞血瘀，冲任不调，则痛经、月经不调甚至闭经。气机郁滞，疏泄失常，影响水谷精微及水湿输布，久则聚湿生痰，痰随气逆，循经上行，搏结于咽喉，可出现咽喉如存异物、吐之不出、吞之不下的梅核气；痰积于颈项，可发为瘿、瘤；气滞血阻，可形成癥瘕。

　　肝气郁结，肝失疏泄，影响胃的和降，可兼见胃脘胀满、攻撑作痛，胸闷嗳气等症（见肝气犯胃证）；肝病及脾，影响脾的运化功能，引起食后腹胀、便溏不爽，或腹痛欲泻、泻后痛减等症（见肝脾不和证）。

　　肝气郁结证的治疗以疏肝理气为法。

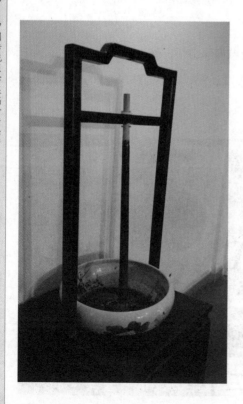

肝阳上亢证

　　因肝阴不足，与肝阳失去平衡协调，肝阳相对偏盛、浮动上亢所引起的中医学证候。多见于头痛、眩晕、中风、耳鸣耳聋，西医学的高血压、脑出血、脑血栓等疾病现常被中医辨为肝阳上亢证。

　　肝阴与肝阳相互依存、相互为用、对立统一，保持着相对平衡的协调稳定状态，从而维持肝的正常生理功能。若情志不遂则肝郁化火，火伤肝阴；房劳过度，损伤肝肾之阴；热病耗伤肝阴，皆可导致肝阴不足、肝阳相对偏盛而浮动上亢。关于肝阳上亢，《内经》中已有"阴虚而阳盛"，"肝气上从"等论述。

以后历代医家亦有说明。由于肝阴须靠肾阴的滋养，按天干及五行配属脏腑，肝为乙木，肾为癸水，故有"乙癸同源"之说。若肾阴不足，则肝阴亦亏，阴不制阳，则肝阳亢盛而为害。故肝阳上亢实际上是"水不涵木"，肝阳亢扰于上、肝肾阴亏于下所引起的上实下虚证候。临床表现以眩晕耳鸣，头目胀痛，面红目赤，目眩畏光，急躁易怒，头重足轻，舌红，脉弦有力为主；可兼见口干舌燥，失眠多梦等症。临证以头目眩晕、胀痛，头重脚轻，腰膝酸软为辨证要点。肝阴不足，阴不制阳，肝之阳气升浮亢逆为基本病机变化。肝阴不足，肝阳无制而亢逆，继而化风，则眩晕耳鸣、头目胀痛；阴阳失调，肝失柔顺之性，故急躁易怒；肝阳亢于上为上盛，阴液亏于下为下虚，上盛下虚，所以头重脚轻、步履不稳；舌红、脉弦有力为肝阳亢盛之象。若病情进一步发展为肝阳过盛、阳化为风，形成肝风内动证，可兼见手足震颤、抽搐或手足蠕动，甚则猝然昏倒等表现。

肝阳上亢证的治疗以平肝潜阳为法。

肝风内动证

因肝脏阴阳气血平衡失调、功能失常所引起的眩晕欲仆、抽搐、震颤、蠕动等具有"动摇"特征的中医学证候。

"肝风"一词，始见于《内经》，历代医家遵《内经》"诸风掉眩，皆属于肝"的论述，对风生于肝的机理颇多阐发。近代医家张锡纯在分析中风的病因病机中，明确提出了"肝风内动"一词。1949年以后的各版中医院校统编教材及相关著作中对肝风内动证皆有系统论述。

风性善动，故凡出现眩晕欲仆、手足抽搐、震颤等具有"动摇"特征者，即为"风证"。肝风内动证是对内生之风的病机、病状的概括。根据成因及临床表现的不同，又可分为肝阳化风、热极生风、阴虚动风、血虚生风四种证候。

肝阳化风证　肝阳亢逆无制所引起的动风证候。多因肝肾阴虚，阴不潜阳，阳亢化风所致。临床表现以眩晕、头痛、肢颤、语言蹇涩、手足麻木、步履不正、猝然昏倒、不省人事、口眼㖞斜、半身不遂、舌僵不语、喉中痰鸣等为主。阳亢化风，肝风内旋，上扰头目，则天旋地转、眩晕欲倒；风阳上扰清窍，则头痛不止；风动筋挛，则肢颤；足厥阴肝脉络舌本，风阳窜扰脉络，则语言蹇涩；肝阴亏损，筋脉失养，则手足麻木；风动于上、阴亏于下，上盛下虚，故步履不正、行走飘浮、摇摆不稳。若病情进一步发展为风阳暴升、气血逆乱、肝风挟痰蒙闭清窍，则突然昏倒、不省人事；风痰窜扰脉络，患侧气血运行不利、弛缓不用，则致半身不遂、口眼㖞斜；痰阻舌根，则舌体僵硬、不能语言。多见于眩晕、头痛、中风，以及西医的高血压、脑血栓、脑出血等疾病。治疗以镇肝熄风为法。

热极生风证 热邪炽盛，引动肝风所导致的证候。多因温热病邪热嚣张，燔灼肝经所致。临床表现以高热神昏、躁扰如狂、手足抽搐、颈项强直、角弓反张、两目上视、牙关紧闭、舌红或绛、脉弦数为主症。热邪炽盛、充斥肌肤，故高热灼手；热传心包、心神愦乱，则神志迷糊、躁扰不安如同发狂；热灼津液，筋脉失养而拘急，故手足抽搐、颈项强直、角弓反张、两目上视、牙关紧闭；热邪内犯营血，则舌色红绛；脉弦数，为肝经火热之象。多见于温热病极期及西医的脑炎、脑膜炎、中毒性痢疾、败血症等疾患。治疗以凉肝熄风为法。病情严重、治疗不当者，可留有失语、痴呆、肢体运动障碍等后遗症。

阴虚动风证 阴液亏虚，筋脉失养所引起的动风证候。多因温热之邪久稽，

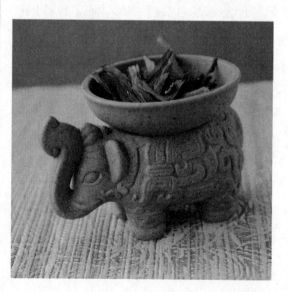

耗伤阴液或内伤久病，阴液亏损所致。临床表现以眩晕耳鸣、手足蠕动为主症，兼见两目干涩、五心烦热、潮热盗汗、舌红少津、脉细数或脉细无力等阴虚证候。肝阴不足，虚风内旋，故眩晕耳鸣；肝阴亏虚，筋脉失养，故见手足蠕动；肝开窍于目，肝阴不足，目失所养，故两目干涩；阴虚则内热，

虚热内蒸，则五心烦热；虚热内扰营阴，则潮热盗汗；舌红少津，脉细或脉细数无力，为阴虚内热之象。多见于外感温热病后期、眩晕、虚劳及西医的高血压等病。治疗以滋阴熄风为法。

血虚生风证 肝血亏虚，血不荣筋所引起的动风证候。多因素体血虚或久病血虚所致。临床表现以手足震颤、肌肉动、肢体麻木为主症；兼见眩晕耳鸣，面白无华，夜寐多梦，妇女月经量少、经闭，舌淡、苔白，脉弦细等肝血虚证候。肝主筋，血虚则筋脉失养，故手足震颤、肌肉动、肢体麻木；肝血不足，不能上荣头面，则眩晕耳鸣、面白无华；血虚则魂无所安，故夜寐多梦；妇女肝血不足，不能充盈冲任之脉，故月经量少，甚则闭经。多见于眩晕、失眠、月经不调及西医学的神经官能症、高血压等病。治疗以养血熄风为法。

肝血虚证

因肝脏血液亏虚导致相关组织器官失养所引起的中医学证候。多见于虚劳、眩晕、不寐、雀盲、月经不调，西医学的高血压、神经官能症等疾病常被中医辨为肝血虚证。

肝血来源于脾胃腐熟、运化的水谷精微，同时又化生于肾精。脾胃虚弱、化源不足，肾精不足、精不化血，肝脏有病、耗伤肝血，以及各种出血性疾病，均可导致肝血不足，出现肝血虚证。以头晕目眩、视物昏花甚或夜盲、面白无华、爪甲不荣、夜寐多梦、舌淡苔白、脉虚弱为主症，妇女可兼见月经量少色淡、甚则闭经。肝血不足，筋脉、头目、爪甲失养为基本病机。肝血不足，清窍失养，故头晕目眩；肝开窍于目，肝血不足，目失濡养，所以视物模糊、甚或夜盲；血虚不能上荣于面，故面白无华；爪为筋之余，肝血不足，不能荣筋，故爪甲干枯脆薄；肝藏魂，肝血不足，魂无所舍，故夜寐多梦；肝血不足，不能充盈冲任二脉，则月经量少而色淡、甚或闭经；舌淡、苔白，脉虚弱，为血虚之象；肝血久虚，血不养筋，可兼见肢体麻木、关节拘急不利、手足震颤，肌肉动等血虚生风之证。

肝血虚证的治疗以养肝补血为法。

肝阴虚证

因肝脏阴液亏虚不足，虚热内扰所引起的中医学证候。多见于眩晕、胁痛、失眠，西医学的高血压病、肝炎、肝硬化、屈光不正如近视眼等疾病现常被中医辨为肝阴虚证。

肝阴是维持肝脏正常生理活动的基本物质之一。情志不遂、气郁化火，温热病后期耗伤肝阴，肾阴亏虚、不涵肝木，均可导致肝阴不足，出现肝阴虚证。以头晕眼花、胁肋隐痛、两目干涩、视力减退、面部烘热或颧红为主症，兼见五心烦热、潮热盗汗、口咽干燥、舌红少津、脉细数等阴虚内热表现。肝阴不足而头目、筋脉、肝络失润，虚热内扰为基本病机。肝主筋、开窍于目，肝阴不足，不能上滋头目，则头晕眼花、两目干涩、视力减退；肝络失养，则两胁隐痛；面部烘热或颧红、五心烦热、午后潮热、盗汗、口咽干燥、舌红少津、脉细数，皆为阴虚

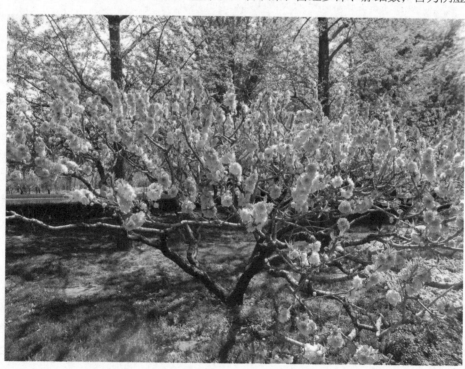

内热之象。

肝阴与肝阳应保持动态平衡，如肝阴亏虚、阴不制阳，常导致肝阳上亢；肝阴有赖肾水滋养，故肾阴不足常是肝阴不足之由，肝阴虚每与肾阴虚并见（见肝肾阴虚证）。

肝阴虚的治疗以滋阴养肝为法。

肝胆湿热证

湿热之邪蕴结于肝、胆及其经脉所导致，临床以胁肋胀痛、口苦泛恶等为主要表现的证候。常见于胁痛、黄疸、带下，西医的急慢性肝炎、肝硬化、肝癌、阴道炎、宫颈炎、不育症、结膜炎等病常被中医辨为肝胆湿热证。

湿热之邪内侵，或平素嗜酒，过食肥甘，酿成湿热，均可导致湿热之邪蕴结肝胆及其经脉，出现肝胆湿热证。

肝胆湿热证的临床表现，以胁肋胀痛，泛恶欲吐，厌食，口苦，腹胀，大便不调，小便短赤，舌红苔黄腻，脉弦数等为主。可兼见寒热往来，或身目发黄，或阴囊湿疹，或睾丸肿痛、灼热，阳痿，妇女带下黄臭，外阴瘙痒、湿疹等症。湿热蕴结于肝胆，疏泄失职，肝气郁滞，故右胁肋部胀痛；肝气横逆，犯脾碍胃，脾失健运则腹部胀满；胃失和降则恶心而厌食；胆气上溢则口苦；舌红苔黄腻，脉弦数为湿热内蕴肝胆之征。若湿热较重，热壅胆腑，枢机不利，邪正相争，可兼见寒热往来；湿热熏蒸，肝失疏泄，胆汁不循常道，外溢肌肤，可形成身目发黄；足厥阴肝经绕阴器，湿热下注，浸淫阴囊，则可形成阴囊湿疹；湿热熏蒸，经脉气血壅滞，则睾丸灼热肿痛；肝主筋，阴器为宗筋所会，湿热壅遏肝经，宗筋失用，则可见阳痿不举；湿热下注，可出现带下黄臭，外阴瘙痒、湿疹。

肝胆湿热证的治疗，以清肝利湿为法。

脾气虚证

因脾气不足，运化水谷精微及运化水湿功能减弱所引起的中医学证候。常见

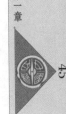

于泄泻、胃脘痛、腹痛、水肿、痰饮、哮喘、痿证、小儿疳积，西医学的慢性胃肠炎、慢性肾炎、慢性支气管炎、支气管哮喘等疾病现常被中医辨为脾气虚证。脾胃同居中焦，脾胃之气统称中气，故脾气虚证属于中气不足范畴。

"脾气虚"一词出于《内经》，《灵枢·天年》篇中有"七十岁，脾气虚，皮肤枯"的论述。以后历代医家对脾气虚证进行深入研究并有发挥，指出脾主运化，是气血生化之源，为后天之本。若先天禀赋不足或素体脾胃虚弱，后天失于调养或饮食不节、饥饱失常，劳倦过度、忧思日久，年老体衰或大病、久病之后元气未复、失于调养，均会使脾气亏虚、运化功能失常，导致气血生化乏源，形成脾气虚证。临床表现为：脘腹胀满、食后为甚，大便溏薄，神疲乏力，形体消瘦，肢体倦怠，少气懒言，面色萎黄或㿠白，肢体浮肿，舌淡苔白，脉缓软无力。这些表现反映了两个方面的病机变化：一为脾运化功能减弱，脾失健运，水湿内生，故腹胀、便溏；脾虚失运，水湿泛滥，故肢体浮肿。二为气血生化不足，脾主四肢肌肉，脾气不足，肢体失养，故肢体倦怠；气血亏虚，中气不足，故精神不振、少气懒言、形体消瘦、面色萎黄。不同年龄，脾气虚证的临床表现有所不同：婴幼儿童脾气虚证多表现为消化不良、呕吐、肚腹胀大、身体消瘦、面色萎黄；年老体弱或大病、久病者见脾气虚证，多表现为身体沉重、四肢无力、倦怠嗜卧、消瘦乏力、语声低微、面色萎黄。临床上以腹胀、便溏及气虚证为辨证要点。治疗以益气健脾为法。

脾与胃表里相合、生理相关、病则相联，脾主运化，胃主受纳，脾气主升，胃气宜降，故脾气虚证以食欲不振、腹胀便溏为特点，而胃气虚以食少嗳气、恶心呕吐为特点。脾气虚证进一步发展，可致脾阳不足、阴寒内生，成为脾阳虚证。临床表现在脾气虚证基础上，兼见脘腹疼痛而喜按喜温、肠鸣泄泻而完谷不化、口吐清涎、小便不利、畏寒肢冷等症。脾气亏虚、清阳不升，甚至陷而不举，可转化为脾虚气陷证，临床表现在脾气虚证基础上，兼见久泻久痢、脱肛、崩漏、子宫脱垂、脐腹重坠等症。

辨证论治

中国传统医学疾病诊断治疗

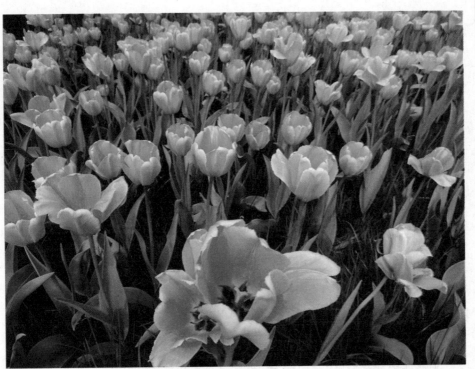

脾阳虚证

因脾阳亏虚，失于温运，阴寒内生所引起的中医学证候。又称脾虚寒证。常见于泄泻、痢疾、胃脘痛、水肿，西医学的慢性胃炎、慢性肠炎、溃疡病、慢性肾炎等疾病现中医常辨为脾阳虚证。

关于脾阳虚证，金元时期李东垣以脾胃阳气不足为立论依据，自创补中益气汤等有效方剂。清代叶天士在《临证指南医案》中记载了脾阳虚的各种证治案例。

脾阳虚证多因平素过食生冷、寒凉损伤脾阳，久病损伤脾胃阳气，寒湿之邪困阻脾胃、损伤脾阳所致。临床表现以脘腹冷痛、喜温喜按，畏寒肢冷，大便稀溏，口淡不渴或喜热饮，伴见食后腹胀，倦怠乏力，舌淡胖或有齿痕、苔白滑，脉沉迟无力为主；还可有泛吐清涎、肢体浮肿、妇女白带量多而清稀等症状。

脾虚不运，水湿不化，阴寒内生为基本病机。脾阳不足，不能温煦脘腹四肢，则畏寒肢冷、脘腹冷痛；寒得热而散，故疼痛得温则减，且喜热饮。脾阳不足，运化水谷精微及运化水湿作用减弱，水湿不化、清浊不分，故大便清稀、肢体浮肿、带下增多；水饮阻胃，胃失和降，则见泛吐清涎。脾阳虚证是脾气虚证进一步发展的结果，故可伴见食后腹胀、倦怠乏力等脾气虚证表现。口淡不渴或喜热饮，舌淡胖或有齿痕、苔白滑，脉沉迟无力为阳虚有寒之象。临床以脘腹冷痛、喜温喜按，畏寒肢冷，腹胀便溏，舌淡胖或有齿痕、苔白滑，脉沉迟无力为辨证要点。

脾阳虚证的治疗以温中健脾为法。

脾气下陷证

因脾气亏虚，升举无力，气反下陷所引起的中医学证候。常见于崩漏、脱肛、阴挺、久泻、久痢，西医学的慢性肠炎、胃下垂、子宫脱垂、肾下垂等疾病现常被中医辨为脾气下陷证。脾位于中焦，根据五脏配五方的理论，脾属于中央，所以脾气又称为中气，脾气下陷又称为中气下陷。

脾气下陷证多为脾气虚证的进一步发展。饮食劳倦或久痢久泻损伤中气，导致脾气不足、升举无力，则清气不能上升反而下陷为患，形成脾气下陷证。临床表现主要为：脘腹重坠作胀、食入益甚，便意频数、肛门重坠、久泻久痢、甚至脱肛，或崩漏下血、子宫脱垂，小便混浊如米泔水，少气乏力、肢体倦怠、声低懒言，头晕目眩，体形消瘦，面色萎黄，舌淡苔白，脉弱。这些临床症状体现了两个方面的病机变化：一为脾气下陷，升举无力，气失固摄；一为脾气不足，运化失健，气血生化无源，机体失养，功能活动低下。临床上根据或泻，或痢，或脱肛，或崩漏，或子宫脱垂等气失固摄、升举无力的不同表现，诊断为不同疾病。

脾气下陷证的治疗以健脾益气，升阳举陷为法。

脾不统血证

因脾气虚弱，不能统摄血液而致血溢脉外所引起的中医学证候。常见于便血、衄血、皮下出血、崩漏，西医学的贫血、胃十二指肠溃疡、原发性血小板减少性紫癜、过敏性紫癜、白血病及功能性子宫出血等多种出血性疾病常被中医辨为脾不统血证。

脾主统血的生理功能早在《难经》中就有记载，如"脾主裹血"即指脾气能裹摄约束血液循行于经脉之中，使其不致溢出脉外。汉代张仲景在《金匮要略》中提出用黄土汤治疗脾虚下血。明代张景岳、清代唐容川也都明确指出了脾虚不能摄血，可致下血、出血。

脾不统血证是气不摄血的病机反映，它不仅与脾主统血直接相关，而且与脾化生气血的功能也有密切关系。因脾胃为气血生化之源，脾运健旺则气血充盈，气能发挥固摄作用，血液就能循其常道而不致溢出脉外。所以，脾统血的作用是脾气化生血液和固摄血液功能的综合体现。若脾胃素虚、因饮食所伤、劳倦思虑伤脾、久病耗伤脾气，可使脾气虚弱、运化失司、气血生化无源，因而气血虚亏、固摄无力、血溢脉外而致出血。临床表现主要包括两个方面：一为脾气虚弱，运化无力，气血亏虚，可见食后腹胀、大便稀溏、肢体倦怠、少气懒言、面色萎黄、舌淡苔白、脉缓弱；一为多种出血症状如便血、尿血、月经过多、崩漏等。便血而属脾不统血者，以大便下血、血便混杂、先便后血、血色紫暗，大便漆黑，兼见脾气虚症状；崩漏而属脾不统血者，表现为暴崩下血或淋漓不尽且色淡质薄、面色㿠白或虚浮、倦怠乏力、四肢不温、气短懒言、腹胀便溏等。

脾不统血的治疗以补气摄血为法。

寒湿困脾证

因寒湿之邪内盛，脾阳受困，运化功能失常所引起的中医学证候。常见于痰饮、泄泻、霍乱、黄疸、水肿，西医学的急性胃肠炎、黄疸型肝炎、肾炎等疾病常被中医辨为寒湿困脾证。

寒湿困脾证多因素体脾阳不振，加之饮食不节、过食生冷，使水谷精微失于输布，停滞而为水湿。内生的水湿反过来又困阻脾阳，形成恶性循环。亦可因冒雨涉水或居处潮湿，寒湿内侵，脾阳受困而形成。临床表现以脘腹胀痛、食欲不振、口腻不渴、大便稀溏、头重如裹、肢体困倦沉重、舌淡胖苔白腻、脉濡缓为主，兼有身目发黄、黄色晦暗如烟熏，肢体浮肿、小便短少，妇女白带增多，反映了寒湿内盛、脾阳不振、运化失职的病机特点。脾喜燥恶湿，寒湿困脾，运化失司，气机不畅，故见脘腹胀痛、食欲不振；寒湿流注大肠，传导失常，则大便稀溏；脾主肌肉，湿性重着，湿邪困脾，故肢体困倦沉重；寒湿困阻，清阳不展，故见头重如裹；寒湿阻滞中焦，肝胆疏泄失常，胆汁外溢肌肤，则见身目发黄、黄色晦暗如烟熏；寒湿困遏脾阳，水湿失于温化，泛溢肌表，故肢体浮肿、小便短少；寒湿下注，带脉失于约束，故妇女白带量多清稀；口腻不渴、舌淡胖苔白腻、脉濡缓为寒湿内盛之象。

治疗以温中化湿为法。

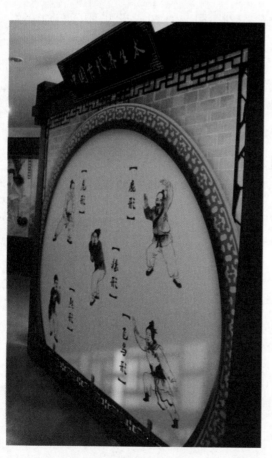

寒湿困脾证与湿热蕴脾证均属湿邪困脾之证，均见脘腹胀满、肢体困重、大便稀溏、苔腻脉濡等症。但寒湿困脾除脾为湿困之外，还兼有脾阳不振、阴寒内生等病机变化，故常兼见腹痛、浮肿、尿清色白、苔白、脉缓等症。湿热蕴脾除湿邪困脾外，还兼有热邪，故常见小便黄赤、苔黄、脉数等症。治疗在健脾利湿基础上，寒湿困脾证应温中散寒，湿热蕴脾证应清热利湿。

胃寒证

因胃阳不足或寒邪凝滞胃中所引起的中医学证候。多见于胃脘痛、呕吐，西医学的急慢性胃炎、胃及十二指肠溃疡等疾病常被中医辨为胃寒证。

胃靠胃阳和胃阴的协同作用来发挥其腐熟各种饮食物的功能。若胃部受寒、过食生冷或平素胃阳不足、复感寒邪，会导致阴寒凝滞胃腑，影响胃的受纳、腐熟水谷功能以及胃主通降特性，出现胃寒证。临床表现以胃脘冷痛、遇寒加剧、得温痛减，口淡不渴，舌淡、苔白滑为主；兼有肢冷喜暖，口泛清水等症。因寒邪凝滞胃腑，络脉收引，气机郁滞，故胃脘疼痛；寒为阴邪，遇冷则甚，凝泣不行，故疼痛遇寒冷加剧；阴邪得阳始化，故疼痛得温则减；胃中寒凝津停，故口淡不渴或口泛清水；寒邪伤阳，肢体失去温养，故畏寒喜暖；舌淡、苔白滑是阴寒之象。临证时还需进一步辨别胃寒证之虚实。如素体胃阳不足，寒邪侵袭、阳气受伤而发病者为虚寒证，临床表现为胃脘冷痛绵绵、空腹痛甚、喜温喜按、食后痛减或食谷欲呕、食少脘痞、神疲乏力、舌质淡胖或有齿痕、脉沉迟；寒邪犯胃或过食生冷、阳气被遏而突然发病者为实寒证，临床表现为胃脘冷痛较剧、喜温但不喜按、得食痛增、恶心呕吐、吐后痛缓、脉沉紧或弦。胃与脾表里相合，因而胃虚寒证常与脾虚寒证（见脾阳虚证）并见，形成脾胃虚寒证。

胃寒证的治疗以温胃散寒为法。

胃热证

因胃中火热炽盛，胃失和降所引起的实热性中医学证候。多见于胃脘痛、消渴、牙龈肿痛、呕吐，西医学的急慢性胃炎、糖尿病等疾病常被中医辨为胃热证。

关于胃热，历代医家论述颇多，如《内经》即有"胃气热"、"胃中有热"、"胃中热则消谷"等。汉代张仲景创白虎汤、白虎加人参汤治胃热烦渴，大黄甘草汤治胃热呕吐，为胃热的治疗奠定了基础。金元时期李东垣创清胃散治胃热牙龈肿痛溃烂、口气热臭。元代朱丹溪则以左金丸治肝火胁痛，后世用治肝火犯胃之胁痛、吞酸嘈杂等。

胃喜润恶燥，主受纳、腐熟水谷，故其受邪最易蕴而化热。若过食辛辣肥腻之物，或情志不遂、肝气郁结，或患温热之病波及于胃，或过服燥热药物等损伤

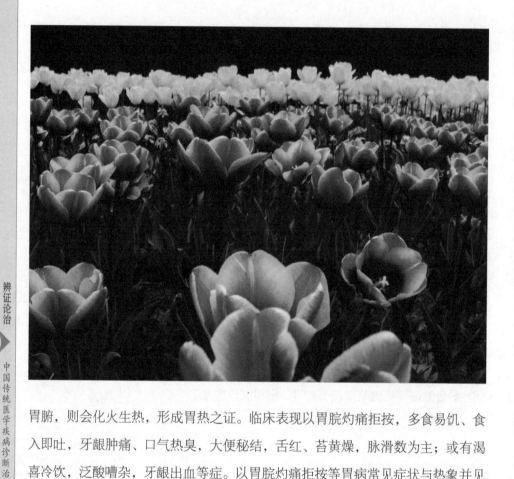

胃腑，则会化火生热，形成胃热之证。临床表现以胃脘灼痛拒按，多食易饥、食入即吐，牙龈肿痛、口气热臭，大便秘结，舌红、苔黄燥，脉滑数为主；或有渴喜冷饮，泛酸嘈杂，牙龈出血等症。以胃脘灼痛拒按等胃病常见症状与热象并见为辨证要点。热炽胃中，胃腑脉络气血壅滞，故胃脘部灼热疼痛、拒按；胃热则腐熟水谷功能亢进，故消谷善饥；胃热炽盛，胃气上逆，故食入即吐；足阳明胃经循经齿龈，胃热循经上熏，龈部气血壅滞，则见牙龈肿胀溃烂；热伤血络，血热妄行，则见牙龈出血；胃中浊气上逆，则口中气臭；胃火耗伤胃中津液，故渴喜冷饮；热盛津伤，大肠失润，则大便秘结；若情志不遂，肝郁化火，肝经郁火横逆侮土，肝胃气火上逆，则反酸嘈杂；舌红、苔黄燥，脉滑数为胃热炽盛之征。若胃热日久，津液耗伤，胃阴亏虚，可见胃脘隐隐灼痛、饥不欲食、干呕呃逆、口燥咽干、舌红少津、脉细数等症。

　　胃热证的治疗以清胃泻热为法。

胃气上逆证

因胃气失降而反上逆所引起的中医学证候。常见于呃逆、嗳气、呕吐、反胃，以及西医学的慢性胃炎、溃疡病、幽门梗阻等疾病。

胃主受纳腐熟，以通降为顺。胃气通降，可将腐熟的水谷传至小肠。若胃寒积饮、外邪犯胃、痰食阻滞，影响胃气的运行，则会形成胃气上逆证。临床表现除呃逆、嗳气、恶心、呕吐等症外，常随病因的不同而见各种兼症。如寒气在胃、阳气不达、水饮上逆，可伴有胃脘冷痛、泛吐清水、畏寒肢冷等症；若肝郁化火、肝火犯胃，使胃失和降、胃气上逆，可兼见呕逆吞酸、胃中嘈杂不适、两胁胀满；若暴饮暴食，致使食滞胃脘，中焦气机受阻而浊气上逆，可兼见脘腹胀满、呕吐酸腐、嗳气呃逆、矢气酸臭、大便恶臭等症；若因胃气虚弱，痰浊内阻而胃气不降者，可兼见胃脘痞闷、不思饮食、嗳气频作、呕吐涎沫、舌苔白滑、脉弦而虚等症。

胃气上逆证的治疗用和胃降逆法。

肺气虚证

因肺气虚弱，卫外、宣降功能减退所引起的中医学证候。多见于咳嗽、哮喘、自汗，西医学的慢性支气管炎、支气管扩张、肺气肿、肺心病等疾病常被辨为肺气虚证。

关于肺气虚，历代医家多有论述。《内经》论及肺气虚的病因病机。隋代《诸病源候论》阐述了汗出病候与肺气虚损、卫阳不固的关系。宋代杨仁斋（即杨士瀛）的《仁斋直指方论》认为肺气虚进一步发展即为肺阳虚证。明代张景岳在《景岳全书》中指出肺气虚的主要症状是虚喘。清代《医学心悟》指出肺气虚有因"脾虚不能生肺"而成者。

肺主诸气而司呼吸，有输布精微至全身、通调水道的作用。若因劳伤、久咳、暑热及重病之后或脾虚不能上升清气于肺，则可形成肺气虚证。临床表现以咳喘无力、咯痰清稀、声低懒言、少气短息且动则尤甚、自汗畏风、易于感冒为主，伴见面色淡白、神疲体倦、舌淡苔白、脉弱等气虚证候。上述表现反映了以下病机变化：一则肺气不足而胸中宗气亏少，呼吸失司，故声低懒言、少气短息、动则尤甚；二则卫气不足，卫表不固，易被外邪所袭，故自汗畏风、易于感冒；三是肺气虚少，宣降无力，且不能通调水道，津液聚为痰饮，随肺气上逆，则咳喘无力、咯痰色白清稀。临证以咳喘无力，咯痰清稀伴见气虚证为辨证要点。肺气虚又可发展为肺阳虚，前述症状更加严重，且有背寒怕冷、反复感冒等阳虚表现。如肺气虚与脾虚或肾虚同时存在，可出现浮肿、小便不利。

肺气虚的治疗以补益肺气为主。

肺阴虚证

因肺阴亏损，失于清肃，虚热内生所引起的中医学证候。常见于咳嗽、失音、咯血、肺痨、肺痿、热病后期，西医学的支气管炎、支气管扩张、肺炎、肺结核等疾病常被辨为肺阴虚证。凡肺燥伤阴或虚热内生、耗劫肺阴，均可形成肺阴虚证。肺阴虚又常累及肾阴，而致肺肾阴虚。

肺阴虚证的病因病机有内外两个方面，外因为感受燥热邪气，燥热化火，耗伤肺津，肺燥伤阴；内因则为久咳伤肺，或痨虫袭肺，或肾阴不足、肺失滋润。临床表现以干咳无痰或痰少而黏、甚或痰中带血，口燥咽干，声音嘶哑为主；伴有潮热，盗汗，颧红，消瘦，五心烦热，舌质红、少津，脉细数。上述表现反映了肺阴亏损，失于清肃，虚热内生的病机特点。肺主宣降，性喜清润，肺阴不足、虚热内生，肺为热灼、失于清肃，则干咳无痰或痰少而失音，甚则虚火灼伤肺络、痰中带血。阴液亏虚，不能上润咽喉，故口燥咽干、声音嘶哑；不能充润肌肤，则形体消瘦；虚火内炽，则五心烦热或午后潮热；虚火上炎，则两颧发红；热扰营阴，迫津外泄，则见盗汗；舌质红、少津，脉细数为阴虚内热之象。

肺阴虚的治疗以养阴润肺为主。肺与肾为金水相生的母子关系，肺阴虚证失于治疗，常母病及子，还累于肾阴，出现肺肾阴虚证。肺肾阴虚除肺阴虚表现外，常兼见腰膝酸软、耳鸣等症。

风寒束肺证

因风寒外邪侵袭于肺而致肺气失于宣降所引起的中医学证候。常见于感冒、咳嗽、哮喘、失音，西医学的急性支气管炎等疾病常被辨为风寒束肺证。

肺主气、司呼吸，开窍于鼻，外合皮毛，易受外邪侵袭而发病。如风寒外邪侵袭肺卫皮毛，影响肺主宣发、肃降的生理功能，即可形成风寒束肺证。风寒犯肺途径有二：一是从鼻窍而入；二是由皮毛而入，即所谓从其合而达肺。临床表现以鼻塞流涕、咳嗽气喘、咯痰稀白、喉痒不适等为

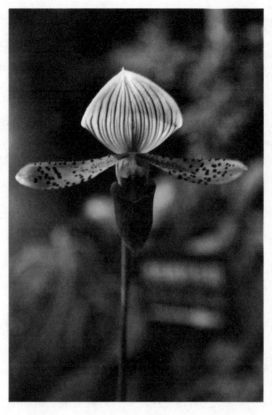

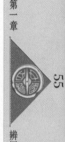

主，兼见微恶寒发热、身痛无汗、舌苔薄白、脉浮紧等风寒表证。风寒束肺，肺失宣降而上逆，则咳嗽、气喘、喉痒不适；肺失通调，津液不布，聚为痰饮，故咯痰色白清稀；肺气失宣，鼻窍不利，则鼻塞流涕；卫阳被遏，肌肤失于温煦，则恶寒；卫阳郁遏化热，则发热；腠理闭塞，则无汗；寒邪凝滞气血，经气不利，故头身疼痛；舌苔薄白，脉浮紧为外感风寒之象。临证以咳嗽气喘、咯痰稀白兼见风寒表证为辨证要点。

风寒束肺证的治疗以疏风散寒、宣肺解表为法。

风热犯肺证

因风热侵袭于肺，影响肺主宣肃功能所引起的中医学证候。常见于感冒、咳嗽、喘证、失音，西医学的急慢性支气管炎等疾病常被辨为风热犯肺证。

肺主气、司呼吸，开窍于鼻，外合于皮毛，通过口鼻与外界相通，且肺叶娇嫩，不耐寒热，易受外邪侵袭。风热之邪由口鼻上受或从皮毛而入，影响肺主宣肃功能，即形成风热犯肺证。临床表现以咳嗽、咯痰黄稠、鼻塞流浊涕、口微渴、咽痛为主，伴见发热微恶寒、舌尖红苔薄黄、脉浮数等风热表证。上述表现反映了外感风热，侵袭肺卫，肺失清肃的病机特点。风热犯肺，肺失清肃而上逆，则咳嗽；风热为阳邪，灼津为痰，故咯痰黄稠；鼻为肺窍，肺失宣肃，且津液为风热所熏灼，故鼻塞流浊黄涕；风热上犯口咽，灼伤津液，则口渴、咽喉疼痛。临证以咳嗽、咯痰黄稠伴见风热表证为辨证要点。

风热犯肺证为邪在肺卫，治疗以疏风清热、肃肺止咳为法。

肾气虚证

肾气不足，机能减弱所引起，临床以腰膝酸软无力、神疲乏力为主要表现的证候。常见于虚劳、腰痛、阳痿、遗精、眩晕、水肿，西医的腰肌劳损、低血压、慢性肾炎、慢性肾功能衰竭等疾病常被辨为肾气虚证。

肾气为肾精化生之气，对各脏腑、组织器官具有温煦和推动作用。人的生长、发育、衰老，均与肾气的盛衰密切相关。肾气充盈，各脏腑机能旺盛，体魄健壮；肾气不足，则诸脏俱虚。反之肾精又需要其他脏腑精气的不断补充，故他脏有病也可累及肾气。若年幼肾气未充，或老年肾精亏虚，或中年房事过度，或久病伤及于肾，均可导致肾精亏虚，肾气化生不足，出现肾气虚证。

肾气虚证的临床表现以精神倦怠，面白少华，腰膝疲软，听力减退，小便频数，甚或遗尿、尿失禁，男子遗精早泄，女子带下清稀，舌淡苔白，脉沉弱为主症。肾气不足，各脏腑失其濡养，机能活动减弱，故精神疲倦；脏腑机能减弱，气血不能上荣于面，故面白少华；肾开窍于耳，肾气不足，不能上充于耳，故听力逐渐减退；骨为肾所主，肾气虚则骨骼失于温养，故腰膝酸软无力；尿液在膀胱的贮存与排泄，有赖于肾气的蒸化与固摄，肾气不足，固摄无权，则膀胱失约，故小便频数而清长，甚至遗尿而不能自禁；肾的藏精功能，有赖于肾气的固摄，肾气不足，则精关不固，故见遗精早泄；肾气不足，带脉失固，所以妇女常见带下清稀；舌淡苔白，脉沉弱无力，为肾气虚弱之象。肾气虚证失治误治，病情进一步发展，可出现腰膝酸痛，畏寒肢冷的肾阳虚证。气损及阴，可出现神疲乏力、耳鸣遗精的肾气阴两虚证，用右归丸之类。若肾阳虚不能温养子宫而见妇女宫寒不孕者，用艾附暖宫丸；肾阳不能温煦脾阳，脾肾阳虚，五更泄泻，完谷不化者，用四神丸、四逆汤；肾阳虚而见浮肿者，用济生肾气丸；肾水凌心而见心悸气短喘急胸闷者，用真武汤、苓桂术甘汤。

肾阳虚证

因肾脏阳气不足，温煦、生殖、气化功能减弱所引起的中医学证候。常见于虚劳、水肿、癃闭、阳痿、带下、泄泻，西医学的慢性肾炎、慢性肾功能衰竭、慢性肠炎、肾上腺皮质机能减退、慢性心衰等疾病常被辨为肾阳虚证。

肾阳为各脏阳气之本，对各脏腑、组织器官起着推动、温煦的作用，又称"元阳""真阳"。肾阳充足，则人体机能活动旺盛。若素体阳虚或老年肾亏、房事过度、久病伤肾等，会损伤肾脏阳气，形成肾阳虚证。临床表现以腰膝酸软，畏寒肢冷、下肢尤甚，面色㿠白或黧黑，性欲减退，男子阳痿、滑精、早泄，女子不孕、白带清稀量多，尿频清长或夜尿多，舌淡、苔白，脉沉细无力（尺部尤甚）为主；兼有大便久泻不止、完谷不化、五更泄泻，身体浮肿、腰以下肿甚，腹部胀满，心悸，咳喘等症。上述表现反映了肾阳不足，温煦、生殖、气化功能减弱等病机特点。肾主骨，腰为肾之府，肾阳虚衰，不能温养腰府及骨骼，故腰膝酸软冷痛；肾居下焦，为阳气之根，肾阳不足，不能温煦肌肤，故畏寒怕冷、下肢尤甚；肾阳不足，脏腑经络失于温养，气血运行无力，不能上荣于面，故面色㿠白；若肾阳极度虚衰，浊阴不化而弥漫肌肤，则面色黧黑无泽；肾主生殖，肾阳不足，生殖机能减退，故性欲减退，男子阳痿不举，妇女宫寒不孕；肾阳虚弱，固精摄尿之力减退，则尿频清长或夜尿多，男子滑精、早泄，女子白带清稀量多；肾阳不足，火不暖土，脾阳亦虚，以致久泻不止、完谷不化或五更泄泻及腹胀食少等症；肾阳虚弱，膀胱气化无力，水液内停，可见浮肿及腹部胀满等症；肾阳虚弱，无力振奋神气，故精神不振；舌淡胖、苔白，脉沉弱无力，为肾阳虚衰、气血运行无力的表现。临证以腰膝冷痛、生殖能力减退伴见畏寒肢冷、下肢尤甚等虚寒见证为辨证要点。由于肾阳具有温煦全身脏腑组织的作用，若肾阳虚证失治、误治迁延日久，可出现许多变证。如肾阳虚衰严重，可致命门火衰证；肾阳虚衰，脾失温煦，可致脾肾阳虚证；肾阳不足，膀胱气化不利，可致膀胱虚寒证；水湿失于温化，泛滥肌肤，可致肾虚水泛证；肾虚水泛，水气凌心，可致肾水凌心证。

肾阳虚证的治疗以温补肾阳为法。

肾阴虚证

因肾脏阴液不足，滋养及濡润各脏腑组织器官功能减弱所引起的中医学证候。常见于遗精、消渴、虚劳、尿血、血淋，西医学的慢性肾炎、肾盂肾炎、肾功能衰竭、慢性肝炎、肝硬化、神经衰弱、糖尿病、肺结核等疾病常被辨为肾阴虚证。

肾阴为人体阴液之根本，对人体各脏腑组织器官起着滋养、濡润的作用，又称"元阴"、"真阴"。肾阴充足，各脏腑组织得到濡养、功能活动正常。素体禀赋不足、久病伤肾、房事过度、热病伤阴、过服温燥劫阴之品，均会损伤肾阴致肾阴不足，使滋养、濡润功能减弱，形成肾阴虚证。临床表现以腰膝酸痛、眩晕耳鸣、失眠多梦、男子遗精、女子经少或闭经或崩漏为主，伴见形体消瘦、潮热盗汗、五心烦热、咽干颧红、舌红少津、脉细数等。上述表现反映了肾阴亏虚，滋养、濡润功能减弱，虚热内生的病机特点。肾主骨生髓，腰为肾之府，肾阴不足，骨骼失于濡养，故腰膝酸软无力且痛；脑为髓海，肾阴不足，则髓海失充，故头晕耳鸣；心肾为水火相济之脏，肾水亏虚，水不济火则心火偏亢，以致心神不宁而失眠多梦；阴虚则生内热，肾阴亏损，虚热内扰精室，则遗精、早泄；妇女以血为用，肾阴亏虚则经血来源不足，所以月经量少、甚则闭经；阴虚内热，虚热迫血，可见崩漏不止；形体消瘦、潮热盗汗、五心烦热、咽干颧红、舌红少津、脉细数等为阴虚内热之征。

辨证论治

中国传统医学疾病诊断治疗

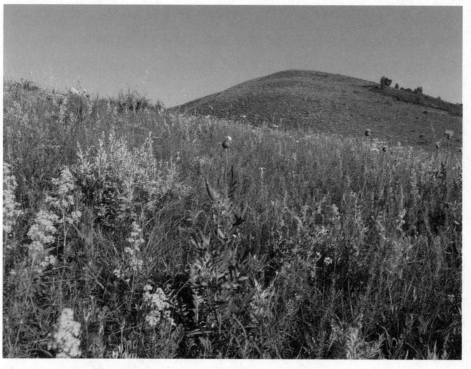

由于各脏腑都依赖肾阴的滋养，所以肾阴亏虚常累及其他脏腑，导致新的病证。如肾阴亏虚，不能上济于心，则心火偏亢、心火内扰，出现心肾不交证，可见心烦不寐、失眠多梦等；肾阴亏虚，不能滋养于肝，则肝阴不足、阴不制阳，形成肝阳上亢证，可见头目胀痛、面红目赤、急躁易怒等；肝肾阴虚，相火无制，形成相火妄动证，可见性机能亢奋、遗精、早泄等；肾阴亏虚，不能上滋于肺，出现肺肾阴虚证，可见咳嗽少痰或痰中带血等症。

肾阴虚证的治疗以滋补肾阴为法。

命门火衰证

因肾阳极度虚衰所引起的中医学证候。即肾阳虚衰。多见于虚劳、阳痿、不育、不孕，西医学的慢性肾炎、肾功能衰竭等病。为区别于肾阳虚证，一般把肾阳虚衰程度严重者称为命门火衰证常被辨为命门火衰证。

命门是对肾阴肾阳功能的概括。命门之火为一身阳气之根，人体五脏六腑功能活动的动力之源。久病伤肾、年老肾亏、房事过度等均可致肾阳虚损、命门火衰。临床表现以精神萎靡，面色黧黑，男子阳痿、精稀寒冷，女子胞宫寒冷不孕为主症；伴见腰膝酸软冷痛、畏寒怕冷、舌淡苔白、脉沉细无力（尺部尤甚）等肾阳虚证。命门火衰，阳气虚弱，心失温养，心神无力振奋，故精神萎靡不振；肾阳极度虚衰，浊阴弥漫肌肤，则见面色黧黑无泽；肾主生殖，命门火衰，生殖器官失于温养，生殖机能低下，故男子阳痿不举、精稀清冷，女子胞宫寒冷不孕。

命门火衰证的治疗以温补下元为法。

肾精不足证

肾精亏虚不足，影响人体生长发育、生殖繁衍，临床以生长发育迟缓、生殖机能减退、早衰等为主要表现的证候。常见于解颅、五迟、五软、痿证、眩晕、虚劳、阳痿、不孕，西医的小儿佝偻病、高血压、男性不育等病常被辨为肾精不足证。

肾精是维持人体生长发育、生殖繁衍的基本物质。肾精充盈，发育正常，精力充沛，体魄健壮。若母体有病，先天发育不良，或后天调摄失宜，或少年过早房事，或成年房事过度，以及久病伤肾等，则会导致肾精不足。

肾精不足证的临床表现，小儿以生长发育迟缓，智力低下，动作迟钝，囟门迟闭，骨骼痿软为特点；成人以性机能减退，男子精少不育，女子闭经不孕，过早衰老，耳聋耳鸣，记忆力减退，足软无力，精神疲惫，舌淡苔少，脉细弱无力为主。肾精不足，不能化生气血以充养肌肤骨骼，故小儿发育迟缓；肾主骨，骨能生髓，脑为髓海，肾精不足，脑髓空虚，故见智力低下，动作迟缓，记忆力减退；精亏髓少，骨骼失养，则发育迟缓，囟门迟迟不闭，骨骼痿弱而软，成年则过早衰老；肾精亏少，生殖之精不足，故男子精少不育；肾精不足，冲任失养，故女子闭经不孕；肾精亏虚，不能化生肾气，肾气虚弱，故性机能减退；肾开窍于耳，脑髓失充，故常耳鸣耳聋；肾精亏虚，肾气不足，气血虚弱，故精神疲惫；舌淡苔白，脉细无力，为气血不足之象。

肾精不足证的治疗以补肾填精为主，需注意，肾精不足是慢性虚损性证候，故在药物治疗的同时，要配合饮食调养及体育锻炼，方能获得满意效果。

膀胱湿热证

因湿热蕴结膀胱，气化功能失常所引起的中医学证候。常见于淋证、癃闭、尿血，西医学的急性膀胱炎、急性肾盂肾炎、膀胱结石及前列腺炎等病常被辨为膀胱湿热证。

膀胱是储存尿液并使之排出体外的器官。若感受湿热之邪或体内素有湿热下注膀胱，可导致膀胱湿热证。临床表现以尿频、尿急、尿道灼热疼痛、尿黄短少或浑浊，小腹胀痛，舌红、苔黄腻，脉滑数有力为主；兼见发热，腰痛，尿血或尿有砂石，甚或小便不通等。上述表现反映了湿热内蕴膀胱，气化失司，排尿不利的病机特点。湿热蕴结膀胱，下迫尿道，故小便次数频繁并有急迫灼热疼痛感；膀胱位于小腹，湿热蕴结，膀胱气化不利，故小腹胀痛；湿热熏灼津液，则尿黄、短少或浑浊；舌红、苔黄腻，脉滑数有力，为湿热内盛之象。若湿热交蒸，则见寒战、发热。膀胱与肾直接相通，若膀胱湿热累及于肾，热灼经络，则兼见腰痛；湿热灼伤膀胱或肾之脉络，则可见尿血。若湿热久郁不解，煎熬尿中杂质而成砂石，则尿中可有砂石排出。膀胱气化不利或砂石较大阻塞尿道，可出现小便不通而成癃闭之症。

膀胱湿热证的治疗以清热利湿为法。

心脾两虚证

因心血不足，脾气虚弱所引起的中医学证候。包括心脾气虚，心脾阴虚，心脾气阴两虚等几种类型。由于心主血、脾主运化，所以临床上心脾两虚证以心血不足、脾气虚弱者为多。常见于虚劳、心悸、怔忡、不寐、健忘、眩晕、血证，以及西医学的神经官能症、贫血、心律失常、心肌炎等疾病常被辨为心脾两虚证。

心主血脉、主神志，脾主运化、主统血，因此，心与脾之间的生理联系主要体现在血液的生成与运行两个方面。脾气足则血有化源，心所主之血自能充盈，神志活动才能正常；心主血脉与脾主统血相互协调，以维持血液在经脉之中正常运行。若因某种原因影响心脾两脏的生理功能，则会形成心脾两虚证。如饮食不节、饥饱不调损伤脾胃之气，脾气虚弱，不能运化水谷精微，则血的化源匮乏，致心血不足；若劳倦内伤，思虑过度，则会劳伤心脾，耗血伤神，既使心血亏耗、心神失养，又影响脾化生气血，而且使脾失统血之职，加重心脾两虚证。慢性失血不仅使心血亏虚、神不守舍，而且日久气血皆亏，致脾气亦虚、运化无力，亦可形成心脾两虚证。临床表现主要为心悸怔忡，失眠多梦，头晕健忘，腹胀便溏，食欲不振，面色萎黄，神倦乏力，以及月经过多、淋漓不尽，便血、皮下出血等多种慢性出血现象，舌质淡嫩、苔白，脉细弱。上述表现反映了心血不足与脾气虚弱两方面的病机特点。心血不足，则心失所养，心神不宁，头目失养，故心悸怔忡、失眠多梦、头晕健忘；脾气虚弱，运化失健，故脘腹胀满、食欲不振、大便失调、神倦乏力；脾虚不能统血，可见月经过多、便血、皮下出血等多种慢性出血现象；气血不足，也可见经少、闭经。面色萎黄，神倦乏力，舌质淡嫩、苔白，脉细弱为气血两虚之象。临证以心悸失眠、腹胀便溏、慢性出血伴见气血两虚表现为辨证要点。

心脾两虚证的治疗以补益心脾为大法，可选用归脾汤。

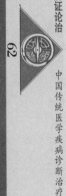

辨证论治

中国传统医学疾病诊断治疗

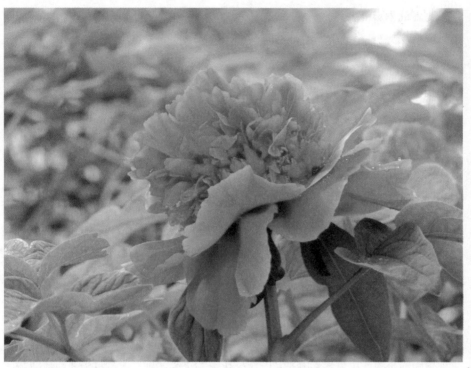

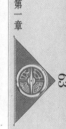

心肾不交证

因心肾水火既济失调，心肾阴虚火旺引起的中医学证候。常见于失眠、心悸、不寐、遗精、健忘，西医学的心律失常、神经官能症等疾病常被辨为心肾不交证。

正常情况下，心、肾相交，心火下降于肾，以温肾水，使肾水不寒；肾水上腾于心，以制心火，使心火不亢，两脏相互作用、相互制约，以维持正常的生理活动，即《千金要方》所称之"水火相济"。若久病耗伤精血，或思虑过度、阴血暗耗，或房事不节、耗伤肾精，均可使心肾之阴亏虚；或情志过极，郁而化火，心火亢盛，损及肾阴；或心火独亢于上，不能下交于肾，心肾阴阳水火失去既济协调的关系，形成心肾不交证。临床表现可概括为两个方面：一为心神不安或心火亢盛，表现为心悸易惊、心烦、失眠多梦、口舌生疮、舌质红；一为肾精虚亏，头目失养，骨髓不充，表现为头晕耳鸣、健忘、腰膝酸软，或阴虚阳亢，虚火妄动而见潮热盗汗、梦遗、小便短赤、脉细数。临证以心烦心悸、失眠多梦、遗精、腰膝酸软伴见阴虚证为辨证要点。

心肾不交证的治疗以滋阴降火、交通心肾为法。

肝气犯胃证

因肝失疏泄，横逆犯胃，胃失和降所引起的中医学证候。常见于胃脘痛、呕吐、呃逆、胁痛，西医学的慢性胃炎、胃十二指肠溃疡、胃神经官能症、慢性肝炎、肝硬化等疾病常被辨为肝气犯胃证。

正常情况下，肝的疏泄功能可以促进脾胃的受纳、运化，脾胃的受纳、运化功能又有助于肝的疏泄，两者相互依赖、相互协调。在病理情况下，两者又相互影响，如抑郁伤肝，肝失疏泄，横逆犯胃，胃失和降，引起肝气犯胃证。临床表现主要有胁肋、胃脘胀满疼痛或窜痛，呃逆嗳气或呕吐，嘈杂吞酸，情志抑郁或烦躁易怒，舌苔薄白或薄黄，脉弦或弦数等。肝气郁结，疏泄失职，则见情志郁闷或烦躁易怒，善太息，胁肋胀痛或窜痛；肝气横逆犯胃，胃气上逆，则胃脘胀痛、呃逆嗳气或呕吐；气郁胃中而生热，可见吞酸嘈杂；因气郁化火与否的差别，舌苔可为薄白或薄黄，脉弦或弦数。若肝郁日久，气郁化火，则可表现为胁肋、胃脘疼痛剧烈，心烦易怒，口干口苦，舌红、苔黄，脉弦数。若气火灼伤肝阴、耗伤胃津，则常有胁肋隐隐作痛、胃脘胀痛、饥不欲食、口干、大便干、舌红少苔或中有裂纹等阴虚表现。若肝气犯胃，气滞不行，日久影响血液运行可致血瘀，表现为胁肋胃脘疼痛固定、痛如针刺，甚则损伤脉络而见呕血、黑便。治疗以疏肝和胃为法。

肝气犯胃与肝胃不和既有联系，又有区别：肝气犯胃属于肝胃不和的范畴，但肝胃不和含义较广，凡是肝与胃之间生理联系失调及临床上同时出现肝失疏泄、胃失和降、胃受纳腐熟功能异常者，均为肝胃不和证。肝气犯胃与肝脾不和都是肝气横逆侵犯中焦所致，两者均可出现胸胁胀满疼痛、精神抑郁或烦躁易怒等临床表现。但脾主运化，其气主升；胃主受纳，其气主降，因此，肝气犯胃证多兼见胃脘胀满疼痛、呃逆嗳气、吞酸嘈杂、呕吐等胃气上逆的表现；而肝脾不和证多兼见食欲不振、腹胀便溏等脾失健运之症。

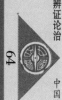

肝脾不和证

因肝失疏泄，脾失健运，肝脾功能失调所引起的中医学证候。又称肝脾不调。常见于泄泻、腹痛、胁痛、鼓胀、月经不调，西医学的慢性胃肠炎、慢性肝炎、肝硬化、神经官能症等疾病常被辨为肝脾不和证。

肝属木，主疏泄，性喜升发条达；脾属土，主运化，其气主升，以升为健。正常情况下，肝的疏泄能够协助脾气的升清和运化，肝木条达则脾土不致壅滞，运化功能健旺；同样，脾土健运，气机升降正常，也有助于肝气条达。若情志不遂，抑郁、恼怒伤肝，肝失疏泄，气机不畅，进而肝气乘脾，则导致脾失健运，形成肝脾不和证。素体脾气虚弱，思虑过度、饮食劳倦伤脾，以致脾失健运、湿阻气滞、反侮肝木，也可形成肝脾不和证。临床表现分肝失疏泄和脾失健运两个方面。肝气不疏，气机郁滞，常见胸胁胀满疼痛、喜叹息、情志抑郁或心烦易怒；脾失健运，气滞湿阻，可出现纳减腹胀、便溏不爽，肠鸣矢气，甚或腹痛泄泻、泻必腹痛、泻后痛减（因排便后气滞暂得通畅，故泻后疼痛得以缓解）；肝郁湿盛，则苔白或腻、脉弦。临床以胸胁胀痛、腹胀便溏或腹痛泄泻、苔白或腻、脉弦或缓弱为辨证要点。治疗以疏肝健脾为法。

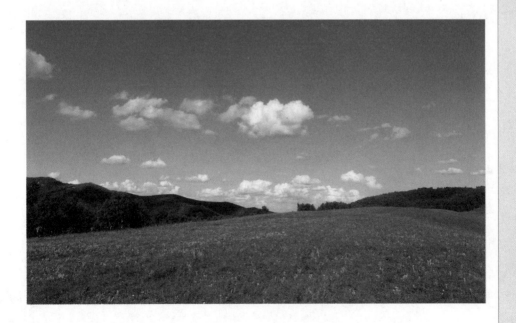

肝脾不和证与肝气犯胃证均由肝气横逆侵犯中焦所致。脾胃同居中焦属土，因此，两证均属木旺乘土，均可出现胸胁胀满疼痛、精神抑郁或烦躁易怒等临床表现。但脾主运化，其气主升；胃主受纳，其气主降，因此肝脾不和证除见肝气郁结表现外，兼见腹胀、泄泻等脾失健运之症状；而肝气犯胃除肝气郁结外，常伴有胃脘胀满疼痛、呃逆嗳气、吞酸嘈杂、呕吐等胃气上逆的表现。

脾肾阳虚证

　　因脾肾两脏阳气亏虚，温化功能减弱所引起的中医学证候。常见于虚劳、泄泻、痢疾、水肿、鼓胀、肾风，西医学的慢性肠胃炎、慢性肾炎、慢性肾功能衰竭等疾病常被辨为脾肾阳虚证。

　　肾为先天之本，肾阳是一身阳气之根本，脾脏依靠肾阳的温煦才能正常运化水谷精微、运化水湿。脾为后天之本，脾运化水谷精微以充养全身；肾所藏之精虽禀受于先天，然须不断继养于后天。肾主水液，也须与脾主运化水湿的功能相配合，才能维持体内津液代谢的平衡。因此，脾肾两脏相互依赖，以保证运化水谷精微和水液代谢功能的正常。若因脾肾久病，耗气伤阳，以致肾阳虚衰不能温

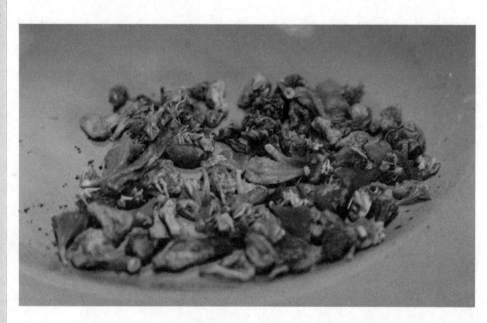

辨证论治

中国传统医学疾病诊断治疗

养脾阳或脾阳久虚不能充养肾阳，则最终导致脾肾阳气俱虚。

　　脾肾阳虚证的病因较为复杂，如年老体弱、劳倦内伤、久病不愈等。根据病情发展变化的不同情况，有由脾及肾与由肾及脾之分。由脾及肾者，多为脾胃素虚、饮食外伤、忧思伤脾、寒湿困脾或因泄泻、痢疾、水肿等病久迁延不愈致脾阳虚衰。脾虚则运化无力，不能化生精微以充肾或水湿内停，影响肾阳蒸化水液的功能，日久导致肾阳不足，最终而成脾肾阳虚证。至于由肾及脾者，多因先天禀赋不足、肾阳素亏，后天调养失慎、房劳伤肾，久病耗伤肾阳而肾阳先虚，则脾阳失于温煦；或肾水泛滥，使脾阳受伤，日久形成脾肾阳虚。总之，无论脾阳虚或肾阳不足，在一定条件下均可发展成为脾肾阳虚证。

　　临床以腰膝小腹冷痛、久泻久痢、浮肿伴虚寒证为辨证要点。主要临床表现包括：①阳虚生寒，失于温煦，寒凝气滞，可见面色㿠白、畏寒肢冷、腰膝酸软、腹中冷痛。②水谷失于运化而见脘腹胀满，久泻久痢或五更泄泻，下利清谷。③水湿泛滥而见小便不利，面浮肢肿，甚则腹胀如鼓。舌质淡胖、有齿痕、苔白滑，脉沉迟细弱，为阳气亏虚之象。

　　治疗以温补脾肾为法。

脾胃不和证

　　因脾胃功能失调所引起的中医学证候。常见于胃脘痛、腹胀、呕吐、嗳气、泄泻、便秘，西医学的慢性胃肠炎、胃及十二指肠溃疡、慢性肝炎等疾病常被辨为脾胃不和证。

　　脾胃共同主持对饮食物的消化、吸收，但性能上各有特点。胃主受纳，脾主运化。胃气主降，使饮食物及其糟粕得以下行；脾气主升，则饮食物之精华得以营养全身。胃喜润恶燥，脾喜燥恶湿。这种纳与化、升与降、润与燥相辅相成，对立统一，脾胃不和即是这种对立统一的失调。临床凡能引起脾胃功能失调的原因，如饮食不节、思虑太过、劳累过度、误吐误下等均可导致脾胃不和证。临床表现为食欲减退与食后腹胀同时并见，脘腹胀痛甚或腹泻、嗳气、恶心、呕吐等症。由于脾胃受纳、运化功能失常，故食欲减退与食后腹胀同时并见；升降失调，脾气不升反而下陷，则见泄泻、小腹胀坠、脱肛等；胃气不降反而上升，可见嗳气、恶心、呕吐等；润燥失宜，胃阴不足，胃失通降，可见食欲减退、嘈杂易饥、干呕或呃逆甚至噎膈、大便干结；脾虚湿困可见食后腹胀，大便溏薄，肢体困重或浮肿，倦怠乏力；胃阴不足与脾虚湿困并见，可形成脾胃气阴两虚证，大便先干后稀、舌淡或胖且苔少或剥苔，脉象细弱而数。

脾胃是相互影响的。一般消化不良、食后腹胀、大便溏薄，其病变主要在脾；食欲不振或嘈杂易饥，其病变主要在胃。脾胃同病，以健脾和胃为主要治法。

肝肾阴虚证

因肝肾两脏阴液亏虚，虚热内扰所引起的中医学证候。常见于虚劳、胁痛、腰痛、眩晕、头痛、关格、月经先期、闭经、痛经、绿风内障、圆翳内障，西医学的慢性肝炎、慢性肾炎、白血病、高血压病、尿毒症、青光眼等疾病常被辨为肝肾阴虚证。

肝藏血，肾藏精，精能生血，血能化精，故"精血同源""肝肾同源""乙癸同源"（在五脏与天干相配关系中，肝为乙，肾为癸）。先天禀赋不足所致肝肾素亏、老年精血亏损、久病失于调理、房事不节，劳倦过度、情志内伤，均可耗损肝肾之阴，形成肝肾阴虚证。温病后期因温热病邪伤津耗液，也常见肝肾阴虚证。除各种原因直接损伤肝肾两脏之阴外，也有肝阴先虚、病久及肾，使肾阴亦虚或肾水先亏、水不涵木，致肝阴亦亏，最终形成肝肾阴虚者。临床表现主要为头晕目眩，健忘耳鸣，失眠多梦，腰膝酸软，胁痛，咽干口燥，五心烦热，颧红盗汗，男子遗精，女子月经量少或闭经，舌红、少苔，脉细数。上述临床表现反映了肝肾阴虚，失于濡养，虚热内扰的病机特点。肝肾阴虚，头目失于阴精的滋养，故见头晕目眩、耳鸣健忘；肝脉布于两胁，肝阴不足，肝脉失养，故见胁痛；阴虚内热，虚火上扰，故五心烦热、盗汗颧红、口燥咽干、失眠多梦、男子遗精；冲任隶属肝肾，肝肾阴伤，冲任空虚，故月经量少或闭经；舌红、少苔，脉细数

辨证论治

中国传统医学疾病诊断治疗

为阴虚内热之象。治疗以滋补肝肾为法。

肝肾阴虚证可累及其他脏腑而转为其他证。如肝肾阴亏不能制约肝阳，肝阳升发太过形成肝阳上亢证，表现为头胀头痛、面红目赤、急躁易怒等；甚则四肢抽搐、震颤，形成肝风内动证；肝肾阴亏，病久及肺，肺阴也亏，肺失清肃，阴虚火旺，灼伤肺络，可见干咳痰少而稠、咳痰带血或咯血、口咽干燥、声音嘶哑；肝肾阴虚，不能上济于心，心阴亦亏，阴虚内热，心神不宁，出现心烦不寐、多梦健忘、惊惕不安等；肝肾阴虚，阴损及阳，可致肾阳亦虚，形成肾之阴阳两虚证，表现为形寒肢冷、面色㿠白、腰膝酸冷、小便清长等。

［五、病因辨证］

中医临床对病因推求的思维过程。即运用中医病因学理论，对望闻问切四诊所得的临床资料进行综合分析，以审明疾病的发病原因，为治疗提供依据。常用的辨证方法之一。又称"审证求因"。

广泛应用于内伤或外感疾病。临床在审明病因的同时常结合脏腑辨证、三焦辨证、卫气营血辨证来确定病位，有时还须参合气血辨证来分析原始病因。与其他辨证方法一样，病因辨证可视为八纲辨证在病因方面的深化和具体化。

简史　病因辨证始于《内经》，《内经》提出了风、寒、暑、湿、热、火、喜、怒、忧、思、悲、恐、惊等病因的致病特点。汉代张仲景补充了痰饮、瘀血的证候特征，治疗原则及具体方药。隋代巢元方《诸病源候论》在详细论述病机、推求病因的基础上，提出"乖戾之气"等传染病病因的辨析要点。宋代陈言的《三因极一病证方论》将病因分为内因、外因、不内外因三类，对后世病因分类有重大影响。元代朱丹溪《脉因证治》强调辨析和治疗病因，其中尤重辨治气血痰郁。明代秦景明的《症因脉治》主张诊治疾病应先查证候，次查病因，再审脉象，最后决定治疗方法。1949年以后，病因辨证的临床意义得到了肯定。近有学者对病

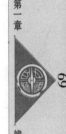

因学所指的病因与辨证学所指的病因在概念上作了界定，认为前者重在论述原始致病因素的致病作用，后者主要是对当前病变本质所做的结论。两者在名称上虽相同，但其结论不同，如虽为感受寒邪，但寒可化热而成热证；七情刺激、情志不舒所致证候常为气滞；外伤所致证候则多见血瘀证等，因此又不能将两者的概念等同起来。

辨证要点　病因辨证的关键，是根据各种病因的致病特点分析患者的临床表现，审明病因种类而对证治疗。

风证　风证有外风证、内风证之分。外风证的证候特点是恶风、发热、自汗、喉痒、脉浮、皮肤瘙痒、瘾疹、肢体异常运动，以及症状出没无常、变化迅速等。临床常见的外风证有风邪袭表证（风袭表虚证）、风邪犯肺证、风水相搏证、风邪中络证、风袭肌肤证、风毒窜络证等。内风证是在热盛、阳亢、血虚、阴虚等证候的基础上，以眩晕、抽搐、瘛疭、震颤、拘挛、瘙痒、麻木等为"风动"临床特征。无论外风、内风，都具有发病迅速、症状出没无常而多变的特点。治疗外风宜疏散，治内风宜熄风。

寒证　证候特点是恶寒肢冷，局部冷痛而喜暖，舌苔白滑。临床上须进一步区分实寒证和虚寒证。实寒证寒从外入，起病突然，恶寒而得温不解，疼痛较剧，脉紧有力；虚寒证阳气虚弱，寒从内生，起病缓慢，畏寒而得温可解，疼痛较轻，脉沉迟无力。实寒证又常分为"伤寒证""中寒证"。"伤寒证"又称外寒证、表寒证、表实寒证，证候特点是恶寒重而发热轻、无汗、头身疼痛、脉浮紧等；"中寒证"是寒邪直接内侵脏腑、气血，损伤或遏制阳气，阻滞气机和血液运行所引起的里实寒证，证候特点是四肢厥冷、无汗、面白或青、苔白、脉沉紧或沉迟有力甚至脉伏等。临床常见的"中寒证"有寒邪客肺证、寒滞胃肠证、寒滞肝脉证、寒凝胞宫证等。治疗"伤寒证"以解表散寒为法；治疗"中寒证"以温里祛寒为法；治虚寒证以温阳祛寒为法。

暑证　暑邪为病，多在夏季，每易耗气伤津，且多挟湿。其证候特点为身热，恶热，烦渴喜冷饮，尿赤短少，多汗，神疲气短，四肢困倦，食少呕恶，舌红、苔黄、少津，脉虚数等；暑邪挟湿者，兼见湿邪停滞之象。治宜清暑益气、养阴生津，暑邪挟湿者又当结合祛湿。

湿证　证候特点为局部或全身困重、闷胀、酸楚，大小便及妇女带下等分泌排泄物增多而秽浊，舌苔厚腻，脉濡缓；病势缠绵，病程较长。临床上须进一步区分外湿证和内湿证。外湿证以头重如裹、头胀而痛、肢体困重、关节肿痛酸重或有皮肤湿痒、恶寒微热等湿滞肌表、关节的表现为主；内湿证则以胸闷脘腹胀满、口腻不渴、食少纳呆、恶心欲呕、便溏不爽、尿浊不畅等脾失健运、湿阻气滞的表现为主。临床常见的湿证有湿遏卫表证、寒湿困脾证、湿热蕴脾证、肝胆湿热证、膀胱湿热证、肠道湿热证等。治疗总以祛湿或健脾祛湿为要点。

燥证　燥证有外燥证和内燥证之分。外燥证多见于秋季或气候干燥少雨地区，其证候特点为口唇、鼻孔、咽喉、皮肤、舌苔干燥，口渴多饮或伴恶风发热。临床上须进一步区分凉燥证、温燥证。凉燥证是因深秋气凉、感受凉燥、肺气不宣、津液凝聚不布所致，证候特点是恶寒重发热轻、头痛无汗、咳嗽痰稀、鼻塞咽干、舌苔薄白而干。因其性质近于风寒，故有"次寒"、"小寒"之称。温燥证多由

71

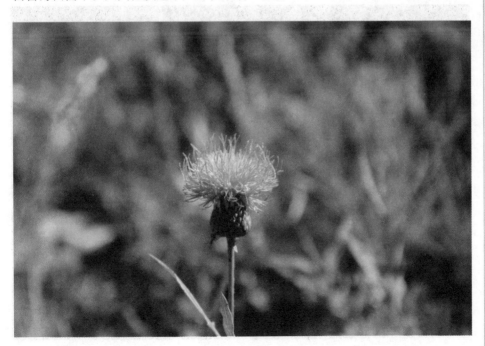

初秋燥热或久晴无雨、燥热伤肺、肺失清肃所致，证候特点是头痛身热、干咳少痰、气逆而喘、心烦口渴、皮肤及鼻咽干燥、舌边尖红苔薄白而燥或薄黄。内燥证则无明显的季节性，多见于温热病后期，因脏腑津亏液耗、机体失于濡养所致，证候特点为干咳少痰、咽干鼻燥、口渴甚或消渴、干呕食少、胃脘灼热隐痛、毛发干枯、大便秘结，并伴见形体消瘦、舌红体瘦及舌干少苔、脉细或数等阴虚内热表现。内燥证病位有上燥、中燥、下燥之分，一般燥在上者，多责之肺；燥在中者，多责之胃；燥在下者，多责之肾。治疗外燥宜轻宣，治疗内燥宜滋润；凉燥治宜轻宣温润，温燥治宜清宣润肺。

火证　火与热同类，故常称火热证，但热为火之渐，火为热之甚。火热证有外火（热）证、内火（热）证之分。外火（热）证由直接感受温热邪气或由风、寒、暑、湿、燥入里化火所致，起病急，进展快，病程较短，一般为实火。证候特点为高热烦躁，面红目赤，口渴饮冷，小便短赤，大便秘结，或神昏谵语、狂乱妄动，或痉厥，或衄血、吐血、斑疹，或外科痈疡疔毒，舌红或绛、苔黄燥或灰黑起刺，

辨证论治

中国传统医学·疾病诊断治疗

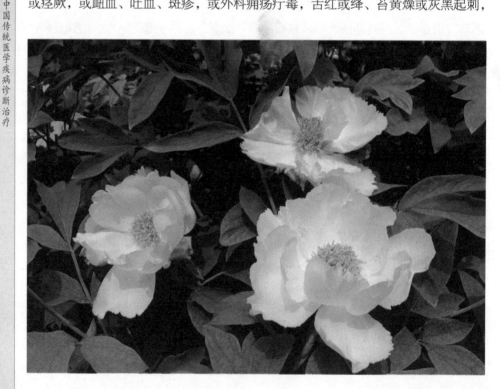

脉数有力（洪数、滑数、弦数等）。内火（热）证多由情志过极、过食辛辣温热之品、劳欲过度等导致脏腑阴阳失调、内热（火）炽盛所引起，一般起病缓慢，病程较长或反复发作，既有实火（热），又有虚火（热）。辨证应以虚实为纲，结合脏腑病位进行。临床常见的内火（热）证有肺热炽盛证、心火亢盛证、胃火（热）炽盛证、肝火犯肺证、热入营血证、热（火）毒壅聚肌肤证、相火妄动证等。治疗实火（热）证以清热泻火为大法，治虚火证以滋阴降火为要点。

毒证　辨证及证名中所指的"毒"，是一个比较抽象的病因病性概念，可归纳为四种含义：①具有强烈传染性的特殊病因，即疫疠之气，又名毒气，如麻毒、疫毒。②某些有特殊毒性作用的病因，如蛇毒、食毒、虫毒。③邪盛病重之证候，如热毒、火毒、湿毒、痰毒等。④指外科疮疡类疾病，如痈、疽、疔、疖等，常以毒字代表其病因病性。治疗以解毒祛邪为要点。

食积证　因食物停滞胃肠而不能及时消化、吸收所引起的中医学证候。多见于胃脘痛、宿食、泄泻，以及西医学的消化功能紊乱、胃炎等疾病。食积证多因脾胃素虚，饮食不节或暴饮暴食、恣食生冷、饮食不洁、过食难以消化之物而损伤脾胃，胃失受纳、腐熟之功，脾失运化，食物停积而成。临床表现为脘腹胀闷、疼痛拒按，嗳气有腐臭味，呕吐酸水、吐后或排气后胀痛减轻，厌食，大便溏泄、泄下物酸腐臭秽，舌苔厚腻，脉滑等。治疗以消食导滞为要点。

虫积证　证候特点为面黄肌瘦，时吐苦水清水，脘腹疼痛、尤以脐周为甚、时痛时止、内有包块，睡中啮齿，面有虫斑，嗜食异物等。治宜驱虫消积。

［六、六经辨证］

中医对病证进行分析归纳的方法之一。即以太阳、阳明、少阳、太阴、少阴、厥阴六经来划分疾病的病位深浅及邪正盛衰的辨证方法。主要用于外感病的辨证分析，据感邪时间长短、病邪轻重、正气强弱等情况，将外感病大致划分为太阳、阳明、少阳、太阴、少阴、厥阴等6个阶段，揭示外感病邪侵袭人体所引起的病机变化及传变规律。六经辨证也可用于外感兼内伤及内伤杂病的辨证。

六经辨证为汉代张仲景所创立，论述见于他所撰著的《伤寒论》。这种辨证方法是在《内经》中《素问·热论篇》关于外感疾病论述的基础上，结合脏腑、经脉病机变化以及邪正消长的临床特点加以命名并发展而来的。它把疾病过程分为阴阳两类，即三阳和三阴。三阳病证即太阳病证、阳明病证、少阳病证；三阴病证即太阴病证、少阴病证、厥阴病证。凡邪盛正气未衰，多属三阳病证，治疗当以祛邪为主；凡正气虚衰，多属三阴病证，治疗当以扶正为主。六经病证中，太阳主表，阳明主里，少阳主半表半里（指少阳为邪气由阳入阴之枢），太阴、少阴、厥阴统属于里。不仅如此，六经病证又是经络、脏腑病机变化的反映，其中太阳、阳明、少阳病证以六腑病变为基础，太阴、少阴、厥阴病证则以五脏病变为基础，所以六经病证基本概括了脏腑和十二经的病变，临床上当结合脏腑辨证、经络辨证、八纲辨证运用。但由于六经辨证的重点在于分析外感病邪侵袭人体所引起的一系列病机变化及其传变规律。因此与针对内伤杂病的脏腑辨证尚有不同。

太阳病证　太阳主一身之表，统摄营卫，而人体卫气具有抗御病邪侵袭的功能。外邪始袭人体，正邪相争于表，导致营卫失调，主要表现为恶寒、发热、头项强痛、脉浮等表证，治当解表。但由于患者体质有强弱不同，病邪性质和感邪轻重有所差异，故太阳病证尚须进一步辨别是太阳中风（表虚），还是太阳伤寒（表实），主要凭据恶风或恶寒，脉浮缓或浮紧，尤其在于有汗或无汗加以鉴别。表虚证有汗，主要是由于患者伤于风邪、卫表受伤、腠理疏松、卫不护营、营阴外泄而汗出，治宜疏风解表、调和营卫，代表方为桂枝汤。表实证无汗则因外感寒邪、卫气被遏、腠理闭密、毛窍收敛所致，多兼见咳嗽、气喘等肺气不宣表现，宜解表散寒、宣肺平喘。

阳明病证　阳明是正邪斗争的极期，主要反映胃肠病变。多由太阳病治疗失

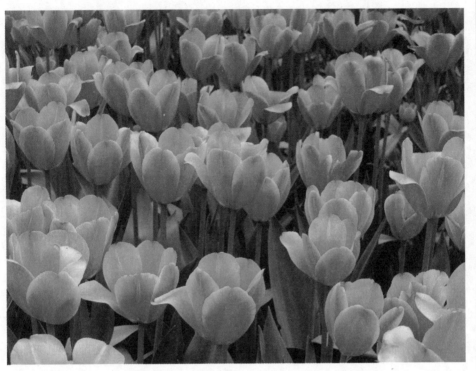

误、邪热内传入里、伤津化燥而燥结成实所致，或因燥热之邪直犯阳明而成。根据证候特点的不同，阳明病证有阳明经证和腑证之分。阳明经证系指邪热弥漫全身而肠中无燥屎内结，以大汗出、大热、大渴而心烦、舌苔黄燥、脉洪大为辨证要点，治宜清热生津。若阳明里热与燥屎相结便成阳明腑证，既可见身热、汗出连绵、日晡（下午 3～5 时）潮热、舌苔黄燥或焦黄起刺、脉沉实有力等里热炽盛表现，还可有腹满疼痛拒按、便秘等腑气不通之象，甚则燥热之邪挟浊气上攻心神而见烦躁、谵语或神志不清，治宜清热攻下。

少阳病证　多由太阳病发展而来，亦有初起即为少阳病证者。此时邪气尚存而正气已伤，邪正多相持于表里之间。如邪胜则恶寒、正胜则发热、正邪分争便寒热交替出现，所谓寒热往来。因而少阳病的特点是既非发热与恶寒并见、全身疼痛之表征，亦非发热不恶寒、大便燥结之里证，而多伴见口苦、咽干、目眩、胸胁苦满、心烦喜呕、不欲饮食、脉弦等少阳经气不利、胆气犯胃、气机不畅之症。

故治法不若太阳病解表可愈或阳明病"清""下"可痊，而须和解少阳，即一面祛病邪、一面扶正气。

太阴病证 病入三阴，太阴首当其冲。太阴病可因三阳病（太阳病、阳明病、少阳病）治疗失当、损伤脾阳，或因脾阳素虚、寒邪直中太阴，以致寒湿内阻、脾之运化功能失职、气机升降紊乱而致，表现为腹满、呕吐、食欲不振、腹泻腹痛喜温喜按、口淡不渴、舌淡苔白、脉迟或缓等。上述太阴病证与阳明病证同为里证，只是阳明病多表现为实证、热证，太阴病多表现为虚证、寒证。但二者在发病过程中可以相互转化，如阳明病而中气虚，即可转为太阴病；太阴病而阳气渐复，亦可转为阳明病。由于太阴病证为虚寒里证的开始阶段，病势较少阴、厥阴病轻浅，治宜温中散寒。

少阴病证 主要是病在心肾。可因太阳病治疗不当、损伤心肾阳气，太阴病呕吐下利进一步严重、累及肾阳。肾阳素虚、寒邪直中少阴而致，全身内外失去心肾阳气的温煦，可见全身性虚寒表现，如畏寒踡卧、精神萎靡不振、嗜睡、手足厥冷、脉微细、下利清水样粪便、小便清长、舌淡苔白等。此外，少阴病亦可因心肾阴液受损、虚热内生、邪从热化，以致肾阴虚亏于下、心火亢逆于上，出现心烦不眠、口燥咽干、尿黄、舌尖红或红绛少苔、脉细数等症。因此少阴病又有寒化和热化之分。治疗少阴寒化证宜回阳救逆；少阴热化证则治宜滋阴降火。

厥阴病证 厥阴为疾病终期转化阶段。如阴寒由盛极而转衰、阳气由虚衰而恢复，则病情好转。若阴寒盛极、阳气不能与之接续而先绝，则病势危重。如阴寒虽盛，但阳气尚能与之抗争则呈现阴阳对峙、相互交争，出现口渴，自觉一股气从下腹上冲心胸，胃脘部疼痛、灼热，饮不欲食，甚至吐出蛔虫，四肢厥冷或厥热交替（阴气胜则厥冷，阳气复则发热）、厥多热少，神志昏乱等寒热错杂的症状。治当调理寒热。

合病、并病 临床上病情变化很复杂，上述6种病证既可单独出现，亦可两种或三种病证合并出现。如头项强痛、恶寒发热、四肢关节微痛等太阳病证既可与阳明病的身热、口渴、下利黄色粪水、肛门灼热等里热症状同时出现即合病，亦可在太阳病邪未尽的基础上，出现呕吐、胸胁苦闷等少阳病证即并病。对于太阳与阳明合病当发汗解表、生津止利，太阳与少阳并病时可用柴胡桂枝汤双解太阳与少阳。

［七、卫气营血辨证］

中医对病证进行分析归纳的方法之一。即以卫、气、营、血为纲，将外感温热病发展过程中各阶段的病机、证候概括为卫分、气分、营分、血分4个层次和阶段，用以说明外感温热病的病位浅深、病情轻重及其传变规律，进而指导治疗、判断预后的辨证方法。卫气营血辨证的确立丰富和发展了外感病的辨证论治方法，使温病学逐渐形成一个比较完整的、独立的理论体系，至今仍被广泛运用于临床。

卫、气、营、血在《内经》中是指构成人体和维持人体生命活动的基本物质。清代叶天士根据前人有关卫气营血的论述，结合自己丰富的实践经验，在《温热论》一书中创立了卫气营血辨证理论，作为温病的辨证纲领。

证候特征　卫气营血代表温热邪气侵犯人体所引起的疾病浅深、轻重不同的4个阶段，其相应临床表现可概括为卫分证、气分证、营分证、血分证4类证候。

卫分证　常见于外感热病的初期，是温邪从口鼻侵犯肺卫所表现的证候。临床表现为：发热，微恶风寒，口微渴，舌边尖红，脉浮数，伴有头痛、无汗或少汗、咳嗽、舌苔薄白等。不同性质的温邪入侵卫分所表现的证候各具特点，例如卫分风热证以发热、微恶风寒、咽痛、口微渴、鼻塞头痛、舌边尖红、脉浮数为辨证要点；卫分燥热证以发热、微恶风寒、咳嗽少痰或干咳无痰、鼻咽干燥、口渴、舌红、脉浮数为辨证要点；卫分湿热证以恶寒少汗、身热不扬、头身重着、胸脘痞闷、口黏不渴、舌苔白腻、脉濡缓为辨证要点，多见于湿温初起。

气分证 气分病变广泛，凡邪不在卫分，又未进入营（血）分都属于气分范围。气分证的表现随病邪性质、病变部位、证候类型不同而有差异。温热邪在气分，邪正剧争，里热蒸迫，热炽津伤所表现的证候特点是发热，不恶寒反恶热，汗多，渴喜饮冷，尿赤，舌红、苔黄，脉数有力。多由卫分证不解，邪传入里或温热之邪直入气分而成。病变涉及肺、胃、大肠、胆、胸膈等脏腑，临床常见邪热壅肺证、热扰胸膈证、热结腑实证、胆经郁热证等。此外，湿热（或暑湿）病邪流连气分，则以身热不扬、脘腹痞满、苔腻为气分湿热证基本特征。

营分证 为温热病邪传入营分而引起营热阴伤、扰神窜络的证候，是温热病发展过程中较为深重的阶段。证候特点是身热夜甚，口干而不甚渴饮，心烦不寐甚或时有谵语，斑疹隐隐，舌质红绛，脉象细数。多由气分证不解、邪热内传入营，卫分证逆传直入营分，营阴素亏、温邪乘虚内陷营分而致。

血分证 为温热病邪深陷血分而引起动血耗血，瘀热扰心的证候。是卫气营血病变的最后阶段，也是温热病发展演变过程中最为深重的阶段。证候特点是身

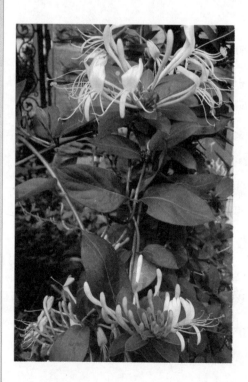

热，躁扰不安或神昏谵狂，吐血、衄血、便血、尿血，斑疹密布，舌质深绛，脉细数。多由营分证不解、邪热深逼血分；卫分或气分邪热亢盛、未从外解，越期直入血分；伏邪自血分发出，始发病变即在血分而致。

证候关系与治法卫气营血四证的传变规律一般是由浅入深、由轻渐重，但由于感邪和机体反应性差异，临床上又有顺传、逆传及两种或两种以上证候同时并见的情况：①顺传。指温热病邪循卫分、气分、营分、血分的次序传变。标志着病邪由表入里、由浅入深，病情

由轻而重的发展趋势。②逆传。指病邪侵入卫分后，不经气分阶段而直接深入营分或血分。实际上"逆传"只是"顺传"规律中的一种特殊类型，反映机体邪盛正衰、无力抗邪，传变迅速，病情重笃。③两种或两种以上证候同时并见，如卫分证未罢，又兼见气分证而致"卫气同病"；更有气分证尚在，同时出现营分证或血分证，而成"气营两燔"或"气血两燔"。更严重的是，热邪充斥表里、遍及内外，出现卫气营血同时累及的局面。因此，卫气营血4个阶段的划分不是绝对的，而是互有联系、错杂出现，既有病程发展的一般规律，又有病情变化的特殊形式。一般温病初起，病在卫分，病位最浅，病情最轻，治疗以泄卫透表为要点。具体治法随感受病邪的不同而有区别，如卫分风热证治宜辛凉解表，卫分燥热证治宜辛凉清润，卫分湿热证治宜解表化湿。气分证邪势虽盛而正气未衰、抗邪有力，若治疗及时正确，仍易邪解病愈。气分温热证据邪在肺、胃、大肠之不同，其治法也相应有别，但总不离清泄气热；而气分湿热证的治疗以祛湿清热为法。若病邪深入到营分、血分，则病位较深、病情较重，营分证治以清营泄热为法，冀其透泄营分邪热转出气分而解；血分证最为深重，治以凉血散血为法。若救治不力，往往危及生命。

对温病卫气营血理论的研究认为，温病的卫气营血4个阶段，与西医把疾病过程分为前驱期、明显期、极盛期、衰竭期4个时期是一致的。卫、气、营、血各证在人体舌象、舌脱落细胞、血液流变学指标、免疫学指标、血生化指标等方面均有不同程度的改变。

[八、三焦辨证]

中医对病证进行分析归纳的方法之一。即以上焦、中焦、下焦为纲，将外感温病的证候归纳为上、中、下三焦病证，以判定三焦所属脏腑在温病过程中的病变部位及其浅深层次、病变性质、证候类型及其传变规律，进而指导治疗、推测预后的辨证方法。三焦辨证的创立，使温病辨证在前人基础上又有了进一步的发展。

简史　清代温病学家吴鞠通根据《内经》有关三焦部位的概念，结合温病发生、发展变化的一般规律及病变累及三焦所属脏腑的不同表现，以上焦、中焦、下焦为纲，以温病病名为目，将六经、脏腑及卫气营血辨证理论贯穿其中，重点论述三焦所属脏腑在温病过程中的病机变化，并以此概括证候类型，按脏腑进行定位、诊断和治疗，创立了三焦辨证这一温病辨证纲领。三焦辨证与卫气营血辨证同为温病辨证方法，卫气营血辨证反映由表入里的发展过程，三焦辨证则体现了温病从上而下的传变规律，二者既有联系，又有区别，临床结合运用可更全面地指导温病的辨证论治。另外，三焦辨证除运用于温病的辨证外，对内伤杂病也有一定的指导意义。

证候特征　三焦辨证反映了邪气侵犯人体后发展变化的 3 个不同阶段，据病邪种类，大致可分上焦温热、上焦湿热、中焦温热、中焦湿热、下焦温热、下焦湿热等证候。

上焦温热　温邪侵犯上焦至于肺与心包的证候。温邪袭肺，外则卫气郁闭，内则肺气不宣。临床表现为发热，微恶风寒，头痛，口渴，咳嗽，苔薄白，脉浮数。多见于温病初期，属表证。若表邪入里，邪热壅肺，肺气闭郁，则表现为身热汗出、口渴、咳嗽、气喘、苔黄、脉数等。肺经之邪不解，邪热内陷，致心窍阻闭，则为逆传心包，可见舌质红绛、神昏谵语、昏聩不语、舌蹇肢厥等症。这一证候虽属上焦，见于温病初期，但病情危重。

上焦湿热　湿热侵犯上焦，病位在肺与皮毛的证候，为湿温病的初期阶段。临床表现为恶寒重，发热轻或午后发热，头重如裹，肢体困重，胸闷无汗，口黏不渴，舌苔白腻，脉濡缓等症。由于湿与脾胃关系密切，故上焦湿热常兼见湿困脾胃之胸闷、不思饮食、肠鸣便溏等症。若湿热郁蒸，酿成痰浊，蒙蔽心包，则以表情淡漠、神识痴呆、时昏时醒为特点。

中焦温热　温邪传入中焦，病及手足阳明的病变。阳明主燥，邪入阳明多从

燥化而成里热燥实证。若邪热在胃，多
为无形之热。由于胃经热盛，熏蒸于外，
可见发热、不恶寒反恶热、面目红赤、
汗出、口渴、气粗、苔黄燥、脉浮洪等。
若邪入大肠，多为有形热结、腑气不通，
证见午后热盛、大便秘结、小便不畅、
语声重浊、苔黄黑焦燥、脉沉有力等。

　　中焦湿热　为湿热病邪犯及中焦
脾胃的证候。脾主运化并主四肢肌肉，
胃主受纳，脾胃受邪，证见身热、有汗
不解、午后热盛，胸脘痞闷，恶心欲吐，
身重肢倦，苔腻，脉濡。因患者体质有
异，湿与热相合轻重有别。素体阳虚、湿邪偏盛者，多表现为湿重于热；素体阳盛、
热邪偏胜者，多表现为热重于湿；也有湿郁热蒸、湿热并重之证。

　　下焦温热　温病末期，病变累及肝肾的概称。肾主藏精，为元阴之本，邪热
久留不去，肾阴耗损，可见身热颧红、口燥咽干、脉虚神倦等。肝为风木之脏，
赖肾水以滋养，若肾阴被耗，则水不涵木，肝失所养而致虚风内动，证见手足蠕
动甚或痉挛、神倦肢厥、心中悸动不安、舌绛苔少、脉虚弱等。虽就三焦划分人
体部位而言，肝并不属下焦，但肝肾阴虚、虚风内动多见于温病末期，在温病辨
证中统属于下焦病候。

　　下焦湿热　以湿热蕴结膀胱、气化失职、湿阻大肠、腑气不通为主要病理变化，
证见小便不利、渴不多饮、大便不通、小腹硬满、头胀昏沉、苔灰白黄腻、脉濡数。

　　证候关系　三焦辨证所包括的各脏腑病理变化，不仅是温病发展过程中三类
不同证候的概括，而且表明了温病发展过程的不同阶段以及三焦所属脏腑的传变
规律。一般温病初起，邪袭上焦，首先犯肺，故上焦证候多为温病的初期阶段。
手太阴肺的病变不愈，可进一步传入中焦，为顺传；也可由肺而传入心包，为逆传。

中焦病证处于温病的中期，为邪正剧争的极期，中焦病不愈，则可传入下焦。所以就三焦辨证而言，温病发展的一般规律是始于上焦，终于下焦。但由于个体体质差异、温病性质不同，又因治疗是否恰当等因素的影响，上焦、中焦、下焦各病程阶段长短不一，累及脏腑重心有别。如逆传心包多见于温热类温病；温邪传入中焦，多见胃热炽盛，热结肠腑；传入下焦多伤及肝肾之阴。而湿热性质的温病，初起热势虽不盛但即可侵犯中焦，病变多在脾胃，而且滞留时间较长；若传入下焦，则除肝肾外还可影响膀胱的功能。温热与湿热两类温病还可相互转化。如温热病邪在阳虚湿盛之体或夏秋湿盛之季，可转化为温病夹湿；而湿热病邪在胃阳偏旺之人或湿热蕴蒸日久化燥化火，也可出现与温热病相同的病机变化。

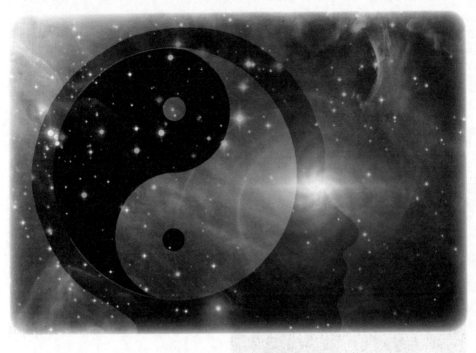

第二章　治则治法

［一、治则］

　　中医治疗疾病的法则。即在整体观念和辨证论治原则指导下，根据从四诊（望、闻、问、切）中所获得的客观资料，在对疾病分析综合的基础上提出来的对临床立法、处方、用药具有普遍指导意义的治疗法则。"治则"一词始见于明代医家李中梓辑注的《内经知要》。

　　治则的主要内容包括：①治未病。即未病先防和既病防变。在未病时要求饮食有节、起居有常、调摄精神、保养正气，以达到增强体质、提高抗病能力的目的；在发病的情况下，则要早期诊治，并要掌握疾病的传变规律，采取相应的措施，使疾病终止在轻浅阶段。②治病求本。强调治疗要抓住疾病的根本，避免头痛医头、脚痛医脚。在中医学中本与标是相对的概念，凡病因与症状、正气与邪气、病在内与病在外、先病与后病等，都存在标本的关系，前者均为本，后者均为标。一般情况下，标根于本，病本能除，则标也随之而解。③扶正祛邪。疾病过程是

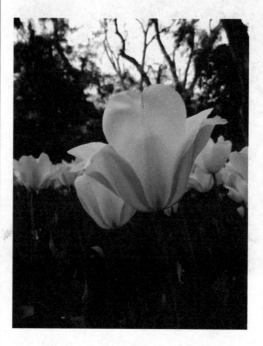

正气与邪气相互斗争的过程，故扶正祛邪是指导临床治疗的重要法则。④调和阴阳。疾病的发生从根本上说是阴阳的相对平衡遭到破坏、出现偏盛偏衰的结果，因此，调和阴阳、补偏救弊、恢复阴阳的相对平衡，乃是临床治疗的根本法则之一。调和阴阳，从方法上可以概括为损其偏盛和补其偏衰两大类，其基本方针就是寒病用温热法，热病用清凉法，虚证用补法，实证用泻法。阴虚内热，就要滋阴清热；外感发热，则宜解表散热等。⑤三因制宜。即因人因时因地制宜，强调人体与自然界是息息相关的整体，以及人体在内外因素影响下的个体差异。因此，治疗上必须重视气候、地理、患者三者与疾病的关系，全面地辨证施治。

治则在中医临床辨证论治过程中的位置是：辨证是将四诊收集的资料、症状和体征通过分析、综合，辨清疾病的原因、性质、部位，以及邪正之间的关系，从而概括判断为某种性质的证，如血虚证、气虚证、气血双亏证等。辨证是决定治则、治法的前提和依据。然后是论治，即在有关治疗法则的指导下，确立具体的治疗方法（治法），再选用适用的方药，从而完成辨证论治的全过程（辨证→治则→治法→方药）。

治病求本

中医临床治疗法则之一。即寻找疾病的根本原因，针对根本原因进行治疗。异病同治、同病异治、正治、反治都是遵循治病求本这一基本法则的具体治法。

在中医学中，本与标是相对的概念，凡病因与症状，先病与后病，正气与邪气，病在内与病在外等，都有标本关系存在。以邪正而言，则正气为本，邪气为标；以病因与症状而言，则病因为本，症状为标；以先病与后病而言，则先病为本，后病为标；以内外而言，则病在内为本，病在外为标。一般情况下，标根于本，病本能除，标也随之而解。辨识本与标，就是找出病变过程中各种矛盾的主次关系，进而选择恰当的治疗方法。

　　治病求本法则在临床上，主要是分析病证的主次先后、轻重缓急，用来确定治疗的步骤。如受寒发热的病，病因寒邪为本，发热证象为标，治当散寒以退热；阴虚发热的疾病，则阴虚为本，发热为标，治当养阴以退热。此即治求其本。但在某些情况下，标病甚急，如不及时解决，可危及生命或影响疾病的治疗，此时应采取急则治其标、缓则治其本的法则，先治其标病，后治本病。若标本并重，则应标本兼治。如长期阴虚发热的病人合并失眠，阴虚发热为本，失眠为标，标病不急，当然先治阴虚之本，待阴精充足则标病自除。但若阴虚发热合并咽喉肿痛、食饮难下，此时阴虚发热虽是本病，但喉症比较紧急，标病就成为主要的矛盾，故必须急治咽喉肿痛，待其改善，再缓治阴虚之本。标本兼治在临床运用亦较为

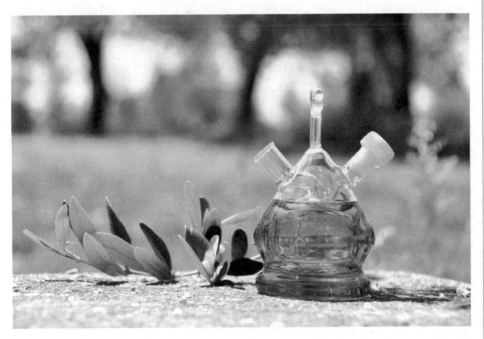

广泛，如临床表现有身热、腹硬满痛、大便燥结、口干渴、舌燥苔焦黄等，此属邪热里结为本，阴液受伤为标，标本俱急，治用泻下与滋阴两法并行，一方面泻其实热可以存阴，另一方面滋阴润燥又有利于通下，标本兼顾，相辅相成。无论是急则治其标、缓则治其本，还是标本兼治，都服从于治病求本的法则。

三因制宜

中医临床治疗法则之一。即因人因时因地制宜。中医学认为，疾病的发生、发展与转归受多方面因素的影响，如时令气候、地理环境，以及患者性别、体质、年龄等。在治疗上须依据疾病与气候、地理、患者三者之间的关系，制订相适宜的治疗方法，才能取得预期的治疗效果，这是中医学的整体观念和辨证论治在治疗上的体现。

因人制宜　根据患者年龄、性别、体质、生活习惯等个体差异制订治疗的措施：(1) 年龄。不同年龄具有不同的生理和病理特点：小儿生机旺盛，但气血未充，脏腑娇嫩，患病易寒易热、易虚易实，病情变化较速，但接受治疗的药效反应也较快，故小儿用药剂量较小，一般不宜用峻泻、涌吐以及大温大补的药物；老人生机减退，气血亏虚，患病多虚证或虚实夹杂，用药剂量也比青壮年较少，较多用补益药，祛邪峻猛药也须慎用；青壮年气血旺盛，发育成熟，脏腑功能趋于稳定，对各类疾病的抵抗力也强，在患病时多表现为邪正搏斗激烈的实证、热证，治疗用药禁忌相对少些。(2) 性别。男女性别不同，各有其生理和病理特点：妇女有经、带、胎、产等情况，治疗时必须加以考虑。(3) 体质。一般人身体的素质多有强弱与寒热之偏，对偏于阳盛或阴虚之体，慎用辛温燥热之剂；偏于阳虚或阴盛之体，

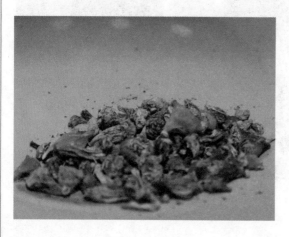

慎用寒凉伤阳之药。对体
质强壮的人，用药剂量可
相对重些；对体质瘦弱者，
用药剂量也相对减轻。

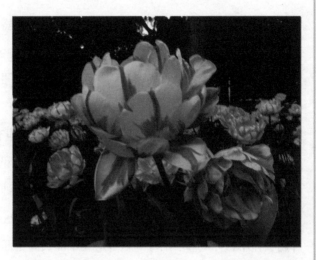

因时制宜 根据季节
气候的特点制定适宜的治
疗方法。四季气候不同，
各季节的常见病、多发病
的临床表现也各有其特点。
如感冒病，因夏季雨水较多、湿气盛，故感冒多兼湿邪，临床表现有肢体沉重、
呕恶腹胀、苔厚而腻，治疗须兼以化湿；秋季雨水较少、燥气盛，故感冒多兼燥邪，
临床表现有鼻干咽燥、干咳少痰、苔薄少津，治疗须兼以润燥。

　　四季气候的变化，对人体的生理功能、病理变化均能产生相应的影响，治疗
用药需适应四季气候的特点。一般地说，春夏季节气候由温渐热，阳气升发，人
体腠理疏松开泄，此时外感风寒，不宜用过于辛温的药，以免开泄太过、耗伤气阴；
秋冬季节气候由凉变寒，阴盛阳衰，人体腠理致密，阳气敛藏于内，此时若病非
大热，当慎用寒凉之品，以防苦寒伤阳。

　　因地制宜 按照地域环境的不同，制定适宜的治疗方法。不同地区的自然环
境如气候、水土，以及生活习惯，对人体的生理活动和病理变化有着不同的影响，
治疗用药也应有所差异。气候寒冷、干燥少雨的高原地区，外邪致病多为寒邪、
燥邪所致，治疗宜用辛散滋润的药物；炎热多雨、地势低洼、气候潮湿的地区，
外邪致病多为湿邪、热邪所致，治疗宜用清热化湿的药物。

扶正祛邪

　　中医临床治疗法则之一。即扶助人体正气，祛除病邪。从某种意义上讲，疾
病过程就是正气与邪气相互斗争、彼此消长的过程。如正气渐盛、邪气渐衰，疾

病就会向好的方向发展；反之，正气渐衰、邪气渐盛，疾病就会恶化。因此治疗时须扶助正气，祛除邪气，促进疾病痊愈。《内经》中说："虚则补之、实则泻之。"正气不足的疾病为虚证，虚证须用补法，所以补法即有扶正的作用。邪气偏盛的疾病为实证，实证须用泻法，所以泻法即有祛邪的作用。除使用药物外，针灸、按摩、火罐、熏洗等外治法以及气功、体育锻炼等也有扶正与祛邪的作用。

　　根据机体内正邪两方消长盛衰的情况，扶正祛邪法则分别有扶正、祛邪、扶正与祛邪并用、先祛邪后扶正、先扶正后祛邪等多种。扶正适用于正气不足的虚证，如产后血亏，宜用补血法为主治疗。同样，阴虚、阳虚、气虚等病证，则用补阴、补阳、补气等法治疗。祛邪适用于邪实为主而正气未衰的实证。如感冒初期、表邪盛者，宜发汗解表；邪在肠胃下部，热邪与肠中糟粕互结，则应采用下法；内有实热实火，宜用清热泻火之法；湿证宜化湿利湿；热痰宜清热化痰；血瘀宜活血化瘀等。扶正与祛邪并用适用于正虚邪实的病证，在老年性疾病、妇科疾病以及一些慢性疾病中用之最广。具体运用时，还须分清正虚为主还是邪实为主。正虚较急重的，扶正为主兼顾祛邪；邪实较急重的，则祛邪为主兼顾扶正。总之，做到扶正祛邪，祛邪又不伤正。先祛邪后扶正适用于虽然邪盛正虚，但正气尚能耐攻或同时兼顾扶正反会助邪的病证。应遵循先祛其邪，使邪气衰退，后扶其正的原则。如瘀血所致的崩漏证，瘀血不去，则崩漏难止，故应先用活血祛瘀法，然后再用补血法。先扶正后祛邪适用于正虚邪实、以正虚为主的病人。同时，因正气过于虚弱，如扶正兼以攻邪，反而更伤正气，故应遵循先扶其正，待正气恢复后，再祛其邪的原则。如水肿鼓胀的病人，因正气太虚弱，不宜攻水，应先健脾益气扶正，使正气得到一定恢复之时，再用攻水法治疗。

调和阴阳

　　中医临床治疗法则之一。即通过药物或其他方法，调整人体阴阳的偏盛或偏衰，使二者调和并恢复相对平衡。中医学认为，当人体内的阴阳处于相对平衡状态即所谓"阴平阳秘"时，人体是健康的，反之则为病态，须加以治疗。

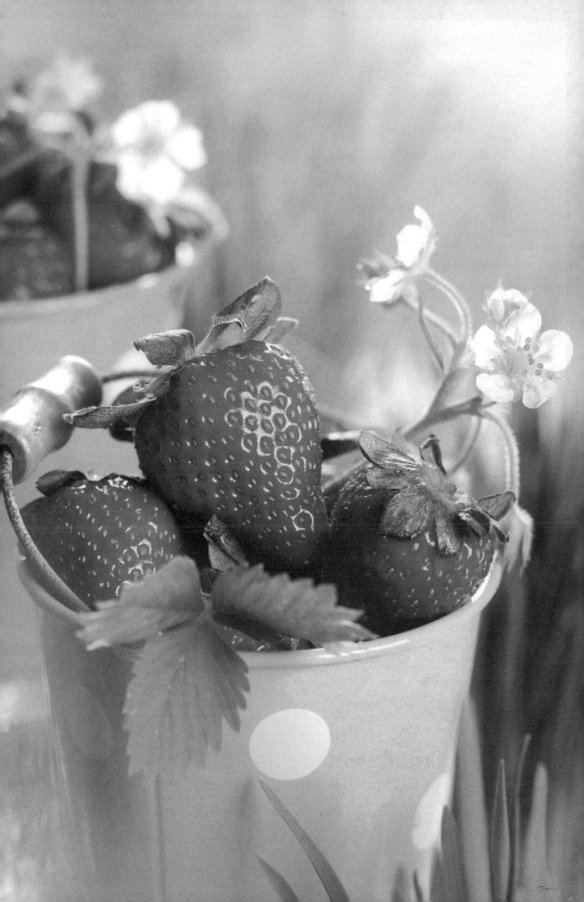

调和阴阳法则的具体运用，从方法上可以概括为损其偏盛和补其偏衰两个方面：①损其偏盛。即对阴或阳的一方过盛有余的病证，临床采用损其有余的方法进行治疗。如阳热亢盛的实热证，应用苦寒药物以清泄其阳热（如清热解毒、清热泻火等），阳热平则阴阳自和、疾病自愈。再如寒邪亢盛的寒实证，则用温热驱寒的药物，以温散其寒邪（如温经散寒、温里通下、温经通络等），寒邪去则阳气自复，阴阳互济则健康自可恢复。另外，在调整阴或阳的偏盛时，应注意有无相应的阳或阴偏衰的情况存在，若已引起相对一方偏衰时，当兼顾其不足配合以扶阳或益阴之法。②补其偏衰。即对阴或阳的一方虚损不足的病证，临床采用补其不足的方法进行治疗。如阴虚阳亢的虚热证，因其阳亢是由阴虚所致，故应以滋阴的方法治疗，阴液充足，亢阳自平，即所谓滋阴潜阳。若阳虚不能制阴而致阴寒偏盛，应补其阳虚以制其阴寒。如属阴阳两虚，则当阴阳双补。因为阴阳是互根互用的，故阴阳的偏衰又可互相影响，因此，在治疗偏衰的病证时，还应注意在补阴时适当配用补阳药，补阳时适当配用补阴药。

此外，由于阴阳是辨证的总纲，疾病的各种病理变化均可用阴阳失调加以概括，所以，广义上能够纠正病理变化的许多治法，诸如寒热温清、虚实补泻、解表攻里以及调和营卫、调理气血等方法，都属于调和阴阳法则的范畴。

[二、治法]

内治法

口服药物治疗疾病的方法。《内经》中："毒药攻其中，镵石、针艾治其外"，即说明了"毒药"（口服的药物）为内治法。

内治法使用药物治疗疾病时，一般是将多种药物按一定的原则配合使用，也可使用单一的药物（见方剂）。口服的药物可以制成多种剂型使用，常用的中药剂型有汤剂、膏剂、丹剂、丸剂、散剂等。不同的剂型有不同的特点，临床上需根据不同的病情使用不同的剂型。

内治法根据药物或方剂的不同作用又有汗法、下法、清法、和法、吐法、祛湿、润燥、祛痰、消法、理气、理血、补法、固涩法、安神、开窍、熄风等多种治法。清代医家程钟龄在《医学心悟》中把各种治法归纳为"八法"，对后世有较大的影响。

内治法应用非常广泛，是中医治疗疾病的主要方法之一，不仅是治疗内科疾病的主要方法，外科、儿科、皮肤科、耳鼻喉科、眼科、肛肠科等也经常使用。内治法在临床上既可单独使用，也可根据病情与外治法配合使用，收到更好的临床疗效。

八法

在中医治疗原则指导下的8种治疗方法（汗法、吐法、下法、和法、温法、补法、消法、清法）的总称。

中医治法在《素问·阴阳应象大论》中已有论述，汉代张仲景在《伤寒论》及《金匮要略》中也有关于治法具体运用的阐述，但未作归纳。历代医家通过临床实践，总结出许多新的治法，并从不同角度对各种治法进行分类归纳。清代程钟龄（即程国彭）在《医学心悟》中，总结前人的经验，根据疾病的阴、阳、表、里、寒、热、虚、实的不同性质，把常用的治疗方法归纳为"八法"，

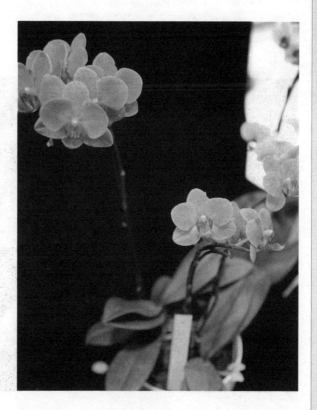

为后人所公认。

汗法是通过发汗以祛邪外出，解除表证的治法。吐法是运用具有催吐作用的方药或方法，引起呕吐，排除停留在胃及胸膈之上病邪的治法。下法是泻下大便，逐邪外出的治法。和法是具有和解或调和作用的治法。温法是治疗寒证的治法。清法是具有清解热邪作用的治法。消法是运用具有消导和散结作用的方药，治疗气、血、痰、食、水等所结成的病邪使之渐消缓散的治法。补法是补益人体脏腑气血阴阳不足的治法。八法中的每一基本治法又包含多种具体治法。如汗法中有辛温发汗和辛凉发汗等法；补法中既有补阴、补阳、补气、补血、补心、补肾、补肺、补脾、补肝之分，又有平补、峻补、滋补之别，更有补母生子之法等。临床上疾病的情况往往是错综复杂的，如表里同病、虚实夹杂等，单独用某一治法不适用于复杂的病情，因此，常根据病情配合使用。如汗法同补法、下法、消法的并用，下法同补法的并用，清法同补法的并用等。中医的治法很多，八法只是常用治法的概括，还有许多治法很难归属到八法中去，如固涩法、重镇安神法（见安神）、熄风等。

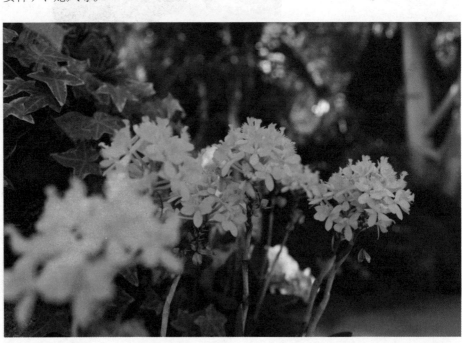

汗法　中医临床通过发汗以祛邪外出，解除表证的治疗方法。又称解表法。属治疗八法之一。汗法可使腠理开泄、气血流畅、营卫调和，以解除肌表的邪气。《素问·阴阳应象大论》记载"其在皮者，汗而发之"就是汗法应用的原则。汗法主要适用于外感表证，如感冒、麻疹初起、疹点隐隐不透，水肿病、腰以上肿甚，疮疡初起而有寒热表证，虽汗出而寒热不解的表证等，欲透邪外达，均可用汗法治疗。汗法除使用内服药物外，还可以使用热浴、熏蒸等外治法。

由于表证有寒热性质的不同，所以，汗法又分为辛温发汗和辛凉发汗两大类。又由于患者体质有强弱、邪气有兼夹，临床上须参以补益、理气、祛痰、化饮等法，从而演变出多种治疗方法。

滋阴（养血）发汗法　滋阴法或养血法与发汗法配合的治疗方法，适用于外感表证兼有阴血不足证。因阴血亏虚之体汗源不充，感受外邪后，不能作汗达邪外出，单独使用发汗法易伤其津液，使阴液更加不足，须用滋阴（或养血）药与发汗药配合使用，邪正兼顾，解表而不伤正。

助阳（益气）发汗法　助阳法或益气法与发汗法配合的治法，适用于外感表证兼有阳气不足之证。因阳虚之体正气不足，感受外邪后，不能鼓邪外出，须用助阳（益气）药与发汗药配合使用，扶正以御邪气。

理气发汗法　又称理气解表法。理气法与发汗法配合的治疗方法，适用于表证兼有气滞之证。因气分不舒，又感受外邪，须发汗兼理气。

化饮发汗法　又称化饮解表法。化饮法与发汗法配合的治疗方法，适用于表证兼有痰饮之证。由于患者素有痰饮内伏，一旦感受外邪，则外邪引动内饮，此时，单纯的发汗或仅治其饮，均不能撤其邪，必须发汗与化饮两法配合使用，才可使外邪得解、里饮蠲化。

汗法用药，多属辛散轻扬药物，不宜久煎，否则药性耗散，作用减弱。服药后宜避风寒、增加衣被，以助发汗，但以遍身微汗出为佳。发汗以汗出邪祛为宜，不可使其大汗淋漓，以免汗出过多损伤正气。

吐法　中医临床运用具有催吐作用的药物或用机械方法刺激咽部探吐，引导病邪或有毒物质从口吐出的治法。又称催吐法。为治疗八法之一。吐法能使停蓄在咽喉、胸膈、胃脘间的痰涎、宿食、毒物等从口而出，适用于误食毒物尚留胃中或喉痹喉中痰涎壅盛、呼吸困难或宿食停积胃脘等病证。临床上依据病情的轻重、体质的强弱可采用不同的药物和方法。

吐法作用峻猛，对老弱、虚弱、气血不足、孕妇、产后以及各种血证、气喘、肝阳上亢、脾胃虚弱、阴液不足等病证均需慎用。使用吐法以吐为度，得吐即止，不可连续使用。服药后不吐，可用压舌板等探吐或多饮开水以助其吐；若服药后呕吐不止，可用生姜汁或冷粥、冷开水止吐或用其他方法止吐。呕吐之后，胃气受伤，要注意调养胃气，用稀粥自养，忌食不易消化的食物。

下法　中医临床运用具有泻下作用的药物通泻大便，逐邪外出的治法。又称泻下法。属治疗八法之一，有通导大便、排除胃肠积滞、荡涤实热、攻逐水饮和寒积，以及祛瘀的作用。适用于胃肠实热内结或寒积、宿食积滞、水饮、痰湿、瘀血等停留体内的里实证。证见大便秘结、腹痛胀满、发热、鼓胀、水肿等，以及肠痈、痢疾等。由于里实证的病机有热结、寒结、燥结和水结的不同，以及患者的体质

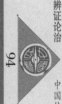

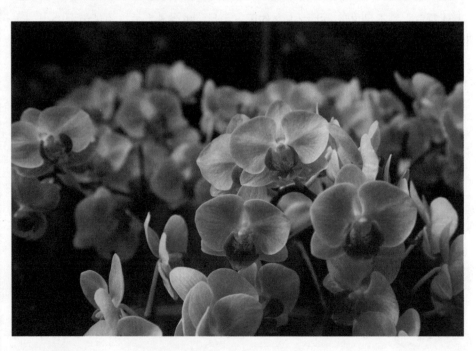

有虚实的差异，因此下法的运用相应地又分为寒下、温下、润下（润肠通便）和逐水等法。由于里实证的病情有轻重缓急之别，下法又有峻下、缓下之分。

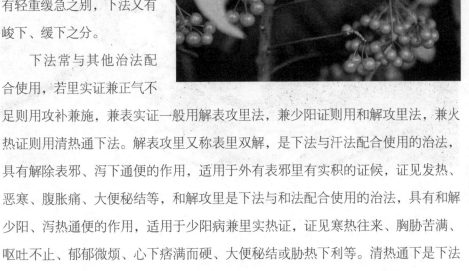

下法常与其他治法配合使用，若里实证兼正气不足则用攻补兼施，兼表实证一般用解表攻里法，兼少阳证则用和解攻里法，兼火热证则用清热通下法。解表攻里又称表里双解，是下法与汗法配合使用的治法，具有解除表邪、泻下通便的作用，适用于外有表邪里有实积的证候，证见发热、恶寒、腹胀痛、大便秘结等，和解攻里是下法与和法配合使用的治法，具有和解少阳、泻热通便的作用，适用于少阳病兼里实热证，证见寒热往来、胸胁苦满、呕吐不止、郁郁微烦、心下痞满而硬、大便秘结或胁热下利等。清热通下是下法与清法配合使用的治法，具有清热通便的作用，适用于上焦、中焦热邪炽盛之证，证见烦躁口渴、面赤唇焦、胸膈烦热、口舌生疮，或咽痛吐衄、便秘溲赤、舌边红苔黄腻、脉数实有力。下法还常与祛痰、驱虫、活血等法配合使用，分别治疗癫狂、虫积、瘀血等病证。

临床上应注意：①表邪未解、里实不甚时应先解表，待表证缓解、里实已成时方可泻下。②表里俱实，当用解表通里法。③年老、体弱、产后、孕妇、久病、虚证等兼有大便秘结或水肿鼓胀实证，慎用下法；若必须用下法时，应配合益气、养血、养阴生津药同用。④下法易伤胃气，不可泻下过度，不宜食用不易消化的食物。

和法　中医临床运用寒凉、温热、辛散、补益等不同功效的药物配合使用，以达到疏通表里、和解寒热、调理脏腑等作用的治法。属治疗八法之一。适应范围很广，如外感少阳证、肠胃不和、肝脾不和以及疟疾等病证，证见寒热往来、胸胁胀满、胁肋疼痛，默默不欲饮食、恶心、呕吐、心下痞满、肠鸣腹泻、腹痛、

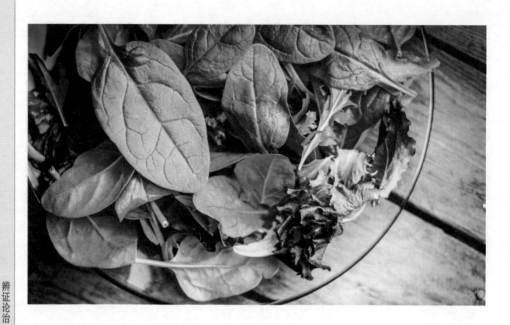

月经不调等。根据不同的病证，和法的具体运用也不同，常用的治法有和解少阳、调和肝脾、和解肠胃等。

调和肝脾是用疏肝、健脾的药物治疗肝脾不和的治法，适用于肝气犯脾及肝郁脾虚之证，证见胸胁胀满、胁肋疼痛、腹痛腹胀、肠鸣腹泻、神疲食少、妇女月经不调、乳房作胀、脉弦等。常用柴胡、枳实、芍药、当归、陈皮、白术等药。临床上根据不同的证候选用不同的方剂。如证见脘腹疼痛、泄泻或痢疾后重者，用四逆散透解郁热、疏肝理脾；证见两胁作痛、头痛、目眩、神疲食少或月经不调、乳房作胀、脉弦而虚者，用逍遥散疏肝解郁、健脾养血；证见肠鸣腹痛、大便泄泻且泻必腹痛、舌苔薄白、脉弦缓者，用痛泻要方疏肝补脾。

和解肠胃是用温中、清热药物治疗肠胃不和的治法，适用于邪犯肠胃、寒热挟杂之证，证见脘腹痞满、恶心呕吐、肠鸣腹泻或腹痛、舌苔薄黄而腻、脉弦数。常用半夏、黄芩、黄连、干姜、党参、甘草等药，辛开苦降，寒热并用，调整胃肠功能。代表方如半夏泻心汤。

运用和法临床上应注意：①病邪在表、未入少阳，或邪已入里，或劳倦内伤、饮食失调、气血虚、脏腑虚极之寒热等不宜用和解少阳法。②脾胃虚弱所致的脘腹痞满，恶心呕吐，腹泻等不宜用调和肠胃法。

温法 中医临床运用温热药治疗里寒证的治法。属治疗八法之一。寒证分为表寒证和里寒证，表寒证需用辛温解表法治疗，里寒证需用温里法治疗。习惯上把温里法也称为温法。温法具有祛除寒邪、温补阳气、温通经络的作用，适用于外寒入里、深入脏腑经络或阳气不足、寒从内生的里寒证。证见精神不振、形寒肢冷、口淡不渴喜热饮、小便清长、舌质淡苔白、脉迟，或腹部冷痛、呕吐、腹泻，或水肿、小便不利，或手足厥逆、脉微细欲绝，或肢体冷痛等。根据里寒证所在的脏腑经络的部位和病情的轻重缓急不同，温里法的具体运用又有温中祛寒、回阳救逆、温经散寒和温阳利水等治法。由于寒为阴邪，易伤人体阳气，以及阳虚里寒证往往由气虚发展而来，故温里法除用温热药以外，常配合使用补气的药物。如果阴寒内盛、阳气欲脱、病情危急，需配合补气固脱的药物。

温里法常与其他方法配合使用，如里寒证兼有里实，大便不通、腹满疼痛，需与下法配合使用；阳虚水停、水肿、小便不利，需与利水法配合使用；寒凝气滞而疼痛，需与理气止痛法配合使用等。

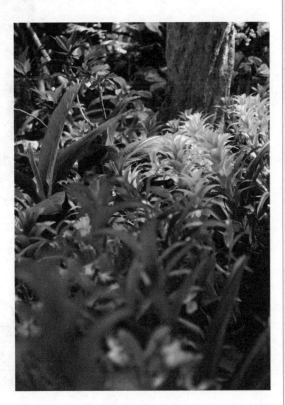

运用温法临床上注意以下几点：①热盛于里而见手足厥冷的真热假寒证忌用温法。②各种火热证、阴虚火旺证、阴血不足证均不宜使用温法。③寒证较重，温之应峻；寒证轻浅，温之宜缓。④温热之药，性皆燥烈，久用或用量较大时避免耗血伤津。

补法 中医临床补益气、血、阴、阳以治疗各种虚证的治法。

为中医治疗八法之一。补法具有提高机体抗御外邪、预防疾病的发生，以及祛病延年的作用。虚证是指人体气、血、阴、阳不足而产生的病证。虚证常发生在各种疾病的过程中，也可因先天禀赋不足而致。气血阴阳是脏腑功能活动的物质基础。气血阴阳不足，脏腑的生理功能减退。补法通过补益气血阴阳，增强脏腑的生理功能，从而使之恢复正常。

《灵枢·经脉篇》提出"虚则补之"的治疗原则。《难经》又提出"虚则补其母"的治疗方法。汉代张仲景在《伤寒论》、《金匮要略》中记载了许多补气、补血、补阴、补阳的方剂，使补法在临床上得到具体运用。金元时期李东垣重视脾胃作用，首创益气升阳的治法。元代朱丹溪强调"养阴"对人体健康和疾病治疗的重要性，使养阴法的运用得到发展。明代赵献可、张景岳等医家重视补肾法的运用，对后世医学的发展有较深的影响。清代叶天士、吴鞠通强调"养阴生津"在治疗温热病中的作用，特别是叶天士提出"养胃阴"的方法，是对李东垣补脾胃只重补脾益气的补充。通过几千年的不断发展与完善，中医学积累了丰富而完整的补养方法与方药。

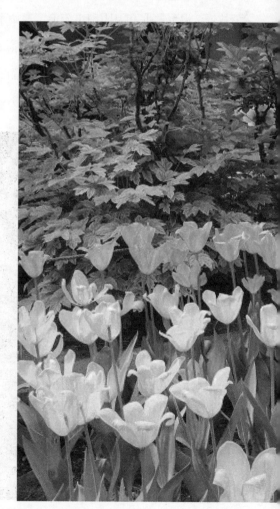

气血阴阳不足所产生的虚证常以脏腑虚弱的证候表现出来，根据各脏腑不同的虚证，采用不同的补法。因此补法一般可分为补气、补血、补阴、补阳、补心、补肝、补脾、补肺、补肾等方法。其中补脾与补肾在补法中占有重要地位。

　人体的脏腑、气血、阴阳在生机上有着密切的联系，它们之间相互依赖、相互制约，在病机上也往往相互影响。如气虚可导致血虚，血虚也可引起气虚；脾虚可以导致肺虚；肾阴虚可导致肝阴虚或肾阳虚；肾阳虚也可引起肾阴虚等。各种补法在临床上可根据具体证候配合使用，如气血双补、补气生血、补益心脾、补脾益肺、滋补肝肾等。根据五行相生的原理，当某脏虚弱时，除用补法治疗外，也可间接补益它的母脏，如脾与肺是母子相生的关系，肺气虚可用补脾的方法治疗，这种方法称"虚则补其母"。根据阴阳互根的基本规律，阳虚补阳，宜辅以

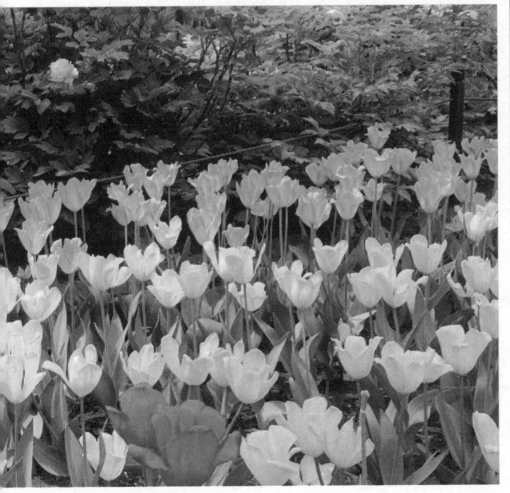

补阴之品；阴虚补阴，宜辅以补阳的药物。

由于引起虚证的原因不同，不同疾病出现虚证时有不同的证候特征，所以各种虚证的临床表现也极不一致。常见的有面色苍白或萎黄、精神萎靡、身疲乏力、心悸短气、形寒肢冷或五心烦热、自汗盗汗、大便滑脱、小便失禁、舌上少苔或无苔及脉虚无力等。

临床上各种疾病出现虚证时都可使用补法，它所起的作用是多方面的，与西医所说的补充人体所需的营养物质不同。使用时应注意：①若属实证，邪气有余而正气不虚者，不可妄用补法，否则不仅不能治愈疾病，反而会使病情加重。②虚实夹杂的病证，若单用补法扶正则不利除邪，若单用祛邪法则易伤正。此时治疗往往采用补法与祛邪法配合，使补虚有利除邪，祛邪不致伤正。故补法常与八法中的其他治法配合使用，此谓"攻补兼施"。

消法　中医临床针对气、血、痰、食、水、虫等积聚的实邪，使之消散的治疗方法。治疗作用主要是消散积聚在脏腑、经络、肌肉中的实邪。消法应用范围较广，凡食积、痞块、积聚、蓄水、痰核、瘰疬、痈肿初起等证，均可用消法。由于致病原因和病情的不同，消散的方法有消食化滞、消痞化积、软坚散结、消肿溃坚等。

消法常同其他方法配合使用。若因痞满积聚、日久渐积，临床见证虚实兼夹，消法可与补法配合使用，通称为消补兼施；若积滞内停，则气机运化不畅，气机阻滞，又可加重积滞，消法可配合

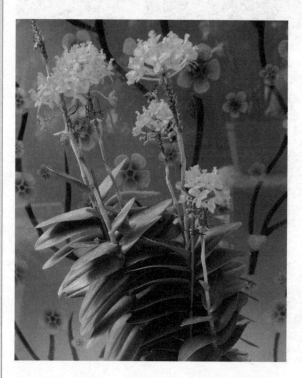

理气法使用；若食积难化，病程稍短而病人体质较好，消法又可同下法配合运用。

消法与下法同是治疗蓄积实邪，但在具体运用上有所不同。下法对于燥结、宿食、停痰、留饮、瘀阻等实邪，在病势紧迫、形证俱实、有可能且必须急于排除的情况下使用；消法则是针对渐积而成的实邪，邪坚病固，来势较缓，尤其是气血积聚而成的癥瘕痞块，在不可能迅急排除病情的情况下使用。下法是猛攻急下，消法是渐消缓散，法不同，用药也有差异。

消法虽较下法缓和，但仍属祛邪之法，纯虚无实之证禁用。

清法　中医临床运用寒凉性质的药物治疗里热证的治法。又称清热法。属治疗八法之一。具有清热泻火、凉血解毒的作用。清法适用于外感热邪入里；或其他外邪如风、寒、湿邪入里化热；或七情过激，气机失调，郁而化火；或痰湿瘀血，饮食积滞，积蓄化热；或阴液不足，阴虚阳亢等所致的里热证。虽然不同的里热证的临床表现不尽相同，但都常见发热、口渴、面红目赤、烦躁不宁、小便短赤、大便干燥、舌红苔黄而干燥、脉数等症状。

清法在临床上的具体运用需根据热邪在气、在血（气分热证、血分热证）、脏腑热盛以及实热、虚热的不同，分为清气分热，清热凉血，清热解毒，清脏腑热，清退虚热和清暑等治法。

清法常与解表、泻下、化痰、利湿、养阴、开窍、熄风等法配合使用。

运用清法时须注意：①阴寒内盛，格阳于外的真寒假热证忌用。②使用寒凉药应避免用药过量，以免损伤脾胃之气或损伤人体阳气。③素体阳虚患者慎用。

外治法

中医临床运用药物和器械、手术直接作用于患者的体表或孔窍（口、舌、咽喉、眼、耳、鼻、阴道、肛门）局部的治法。主要可分为药物外治法和器械手术外治法两种。

药物外治法　用药物制成不同的剂型，采用不同的给药方法，使药物直接作用于患处，进而达到治疗目的的方法。可分为两类：①外用药疗法。将药物配制加工成散剂（外用散剂）、膏药剂（又称硬膏）、油膏（又称软膏）、药捻、洗剂、栓剂、灌肠剂、雾剂、糊剂、滴剂等药物剂型，涂敷、粘贴、撒布、点滴、灌导、拭洗体表及孔窍局部的外治法。有围药法、薄贴法、油膏涂敷法、滴药法、吹药法、药捻法、掺药法、导药法等。在选用时，应在辨证施治原则指导下，根据病症不同而使用不同方药加以配制。②药物理疗法。将药物经燃烧、煎煮、热熨等法加热后，产生温热作用，对患部进行熏、洗、熨、烘等的外治法。除药物本身作用以外，还有温热的物理作用，如常用的熏法、洗法、熨法、烘法等。药物外治法适于躯干、肢体、孔窍的局部病症，有的也可治内脏病。

手术外治法 用各种医疗器械对患部进行局部切开、割除、刺破、烙、拨等手术的外治法。本法一般不用药物，适于外科痈疽、疮疡、眼病（胬肉攀睛、白内障）、鼻痔、痔漏、皮肤病等，但有的也可治哮喘、疳积等内脏病。常用的有开割法、割治法、钩割法、砭镰法、挂线法、针拨内障法、烙法。

夹板固定法 既不用药物又不用手术，是用小夹板固定骨折局部及关节，治疗四肢骨折的外治法。（见夹板固定法）

此外也有医家把针灸、推拿等方法列入外治法。

膏药 中医用硬膏（外用膏药）贴敷患处治疗疾病的药物。以此治病又称膏药法。常用于外科疮疡肿毒，也可用于某些皮肤病和跌打损伤，以及症积等。硬膏是取膏药基质（如植物油）加热，投入药物细末再加热煎炸，然后取其上清药油继续炼熬，待其滴水成珠，下入铅丹而成的外用膏药。在应用时，可将膏药分摊于狗皮、布、纸上，贴于患处。硬膏有黑、白两种。黑膏药呈黑色，要求贴之必粘，揭之必落，捏之软中有硬，揉之黏手不沾，拉之成丝易断。在使用时，宜加温软化后贴敷。白膏药呈黄白色，杂质较少，可用于疮疡肿毒、手足皲裂等，也可加入丁香、肉桂等药粉贴脐腹部，治脾胃虚寒、食滞、虫积等证。

膏药的应用范围很广，一般溃疡用薄形膏药，肿毒用厚形膏药。在所应用的橡皮膏中，加入中药和挥发性物质（如樟脑、薄荷油、冬青油），则可用于跌打损伤等症，如伤湿止痛膏。应用膏药治病时，还须防止药物过敏，并保持局部清洁。

药栓　用具有通便或润便作用的药物，经过一定工艺制作成的圆锥形或圆柱形的栓剂药物。使用时把药栓纳入肛门，使药物直接作用于肠腔，以通导大便，这种治疗方法是一种药物外治法。又称栓导法。适用于邪热盛、气血虚或津液不足等所致的大便秘结。

药栓的制作，以蜜煎导方为代表，方法如下：用蜂蜜煎凝如饴状，随时搅拌，勿令焦灼，冷至不粘手时捻成锭，作圆锥形或头部微尖的圆柱形。或在蜜中加一些药物，加盐可用于津枯便秘，加胆汁外蘸皂角末可用于邪热盛、气血虚的便秘，加姜汁、附子末可用于阴结便秘。

拔罐　中医临床运用杯、筒或罐，排除内部空气，产生负压，使其吸附体表以治疗疾病的方法。古代有以兽角或竹筒为拔罐工具的，所以又称为"角法"或"火罐气"。也称为"吸筒"疗法和"拔筒"疗法。罐，一般多用竹筒、陶瓷、玻璃等制成。拔罐是通过局部的温热和负压作用，引起局部组织充血和皮内轻微的瘀血，促使该部位的经络通畅、气血旺盛，同时驱邪外出，具有活血行气、止痛消肿、

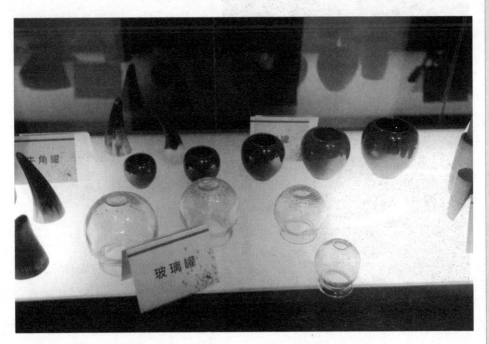

拔毒散结、退热散寒、祛风除湿等作用。适用于治疗感冒、咳嗽、哮喘、头痛、胸胁痛、风寒湿痹、扭伤、腰腿痛、胃脘痛、消化不良、疮疖痈肿、毒蛇咬伤等多种内外科疾患。常用的拔罐方法有火罐法、水罐法、抽气罐法、闪罐法、走罐法、留罐法、刺络拔罐法等。

急性传染病、癌症及有出血倾向的病症和孕妇均不宜使用。在大血管部位慎用。

药捻法　中医外科用药捻插入溃疡疮孔或瘘管、窦道中，达到清除腐肉、化腐生肌、排脓引流目的的药物外治法。适用于疮疡已溃，疮口较小排脓不畅者或已成瘘管者。

药捻制备　选用吸水性强耐牵拉的丝绵纸或桑皮纸等，以剪刀顺纸纹纤维方向，剪成宽 1.5～3.0 厘米，长 10～15 厘米的纸条（也可根据需要灵活掌握其长、宽度）。将纸条搓成纸捻，临用时放在水中润湿，蘸药均匀后插入患部。或在纸捻上先涂一层新配制的糨糊，再蘸所需要的药粉，然后阴干备用。一般常用具有提脓祛腐作用的红升丹等药物，或根据疮口需要使用不同药物的药捻。

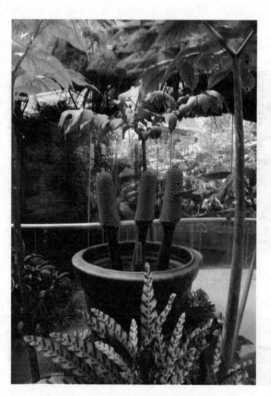

疮疡用药时将直径 3～4 毫米之药捻插入疮口，深度以能进入脓腔为度，外用生肌玉红膏敷料包扎。一般每日换药一次，脓多则每日换药两三次。

窦道用药适用于深在伤口形成慢性窦道、火器造成的贯通伤、盲管伤口等。开始可使用祛腐排脓力大的升丹药捻，尽量做到粗

辨证论治

中国传统医学疾病诊断治疗

细长短适宜，务求插到窦道基底。如窦道弯曲难于插到基底，可待经过换药、窦道内腐肉清除后即可逐渐达到基底。换药法与疮疡换药方法大致相同。

临床注意事项：①药捻所用的药物多属升丹，含汞有毒，专供外用，切忌入口。药捻应密封避光，干燥保存。②应每天仔细观察伤口，区分阶段，做到化腐提脓恰到好处，以适时调整药捻所蘸升丹比例和药捻长度。③肉芽新鲜，窦道清洁及对汞剂过敏者勿用。④胸背、脊柱部疾患慎用，避免损伤脏器。⑤插药捻时不宜触及疮底，且应露出一小部分于疮口之外，并向疮口下方或侧方折放，以免掉进疮口中，致引流不畅或导致异物残留疮内。

刮痧　中国民间推拿方法之一。又作刮沙。其法为用边缘光滑的瓷器或硬币或角质板，蘸取植物油或温水，刮颈项、肩胛、背部或肋间等处，自上而下、由内向外反复多次，直至皮肤出现紫红色为止。刮痧具有舒筋活络、通畅经脉、驱除邪毒的作用。常用于治疗感冒、中暑、恶心、呕吐、头昏、头胀、胸闷、腹痛、腹泻、食积、晕车、晕船、水土不服等病症。刮痧后，皮肤会出现红、紫、黑斑或黑疮，临床称为"出痧"，是一种正常的治疗效应，数天后可自行消失。刮痧后的一二天，被刮拭的皮肤部位出现轻度疼痛、发痒，或自觉体表冒冷、热气，皮肤表面出现风疹样变化等情况，均是正常现象。两次刮痧时间一般间隔3～6天，以皮肤上的痧斑完全消失为准。3～5次为一疗程。

临床注意事项：①孕妇的腹部、腰骶部及乳头禁刮。②有出血倾向的疾病如白血病、血小板减少等禁刮。③皮肤过敏、皮肤病及外伤骨折处禁刮。④心、肝、肾功能衰竭，肝硬化腹水，全身重度浮肿者禁刮。⑤大血管显露处禁刮。⑥五官、前后二阴、肚脐处禁刮。⑦小儿囟门未合时，头颈部禁刮。

熏洗　中医临床常用的外治法。熏和洗是两种不同的外治法，因临床经常同时应用，所以又合称熏洗法。

熏法是借助药物燃烧或煎煮后的烟气或蒸气的热力防治疾病的方法。熏法具有疏通腠理、流畅气血、杀虫止痒、消肿止痛、化腐生肌等作用。熏法应用范围甚广，适宜各科病症，可根据需要选择不同的熏法。常用的有熏烟法、熏蒸法和重吸法等。

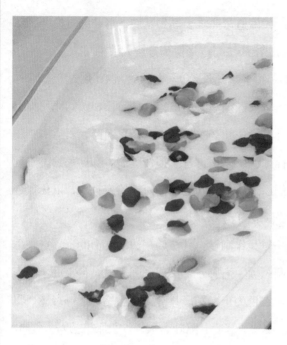

应用熏法时，须注意防止烫伤。呼吸严重困难时，避免长时间使用熏吸法，以免窒息。

洗法是将药物煎煮后，用药液淋洗、浸泡、湿敷治病的方法。洗法有疏风散寒、化湿活血、行气、通经活络的作用。适用于疮疡肿毒、皮肤疾患、肛裂、脱肛、痔疮、眼病、关节肿痛、跌打损伤等。临床常用的洗法有淋洗法、坐浴法、浸渍法、溻渍法（罨法）、漱口法、洗眼法、药浴法等。

临床应用洗法时应注意：①洗药药汁温度应适宜，用于关节肿痛、跌仆损伤时，药汁温度可略高，但以不烫伤皮肤为度。②洗涤时，应避风保暖，以免感冒。③洗后不必用清水洗净，待其自干，保持药效。

针拨内障法　用一特制的拨障针伸入眼内，将成熟的老年性白内障拨至眼内直下方，使患者恢复视力的手术方法。

白内障针拨术是从中国古代的"金针拨障术"发展出来的。早在南北朝时期，已有关于金针拨障术的文字记载。如《北史·张元列传》、《南史·王恢传》中均记载有用"金篦"（即金针拨障术所用的器械）治疗白内障复明的病例。在唐代金针拨障术已广为流行。至元朝，倪维德所著《原机启微》中记述了用金针拨障术治疗老年性白内障的手术方法，并提及"此法治者五六，不治者亦四五"，说明其疗效已能达到50%～60%。清代黄庭镜所著《目经大成》，总结临床经验，将金针拨障术的手术过程归纳为"八法"，即审机、点睛、射复、探骊、扰海、卷帘、圆镜、完璧。特别是在"点睛"中，强调了手术切口的科学定位方法："针锋对金位，去风轮与锐眦相半，正中插入，毫发不偏。"总之，"八法"规范了金针拨障术的手术程序。1958 年中国中医研究院眼科专家唐由之研究了金针拨障术，特别是《目经大成》中的金针拨障八法，首先改进了手术器械，将古代的圆形针改为头部为扁平形的拨障针，改进了手术切口方法，进一步规范了手术程序，找出了手术后出现主要并发症青光眼的原因，采取了相应的手术措施，使手术后并发青光眼的情况大为减少。他在白内障针拨术的基础上，又进一步研究成功"针拨套出术"，创制了套出器，将切口扩大至 7 毫米，用套出器将白内障套出来，切口只缝一针即可。这就克服了针拨内障术将白内障留在眼内的缺点。继之，他又对年轻患者的先天性白内障及外伤性白内障属于软性无核者，发明了针拨吸出术。

心理疗法

医者通过语言、行为等影响患者心理，以治疗疾病的方法。重视心理、社会环境在保持健康和疾病中的作用，并不断进行医疗实践，使心理治疗的理论和方法得以发展，并逐步形成了独特的心身疾病观和较系统的心理疗法。在《内经》中就有不少的论述，如《素问·移精变气论》中记述的"古之治病，惟其移精变气，可视内而已"。即治病时要转移病人的精神，说明疾病的原因。《灵枢·师传》中记述"人之情，莫不恶死而乐生，告之以其败，语之以其善，导之以其所便，开之以其所苦，虽有无道之人，恶有不听令者乎？"

中医的心理疗法是建立在脏象学说基础上的。中医认为，情志由五脏所主，如心主神，是脏腑功能的外在表现之一。脏腑发生病变，可以引起情志的变化，异常的精神刺激也可使脏腑功能失调气血紊乱而发生病变，反之调理情志也能达到调理脏腑气血、治疗疾病的目的。

心理疗法不仅可用于情志疾病，对于其他脏腑疾病也能起到治疗或辅助治疗的作用。心理疗法很多，临床常用的有下列几种。

开导法　运用语言劝说、安慰、指导、保证、疏泄感情，以消除病人的紧张、焦虑、恐惧，给病人以心理支援，适宜于心境所致之疾病。临床分四步进行：①通过谈心了解病情，分析病人的心理行为，然后适当说明疾病发生的原因和患病应接受的教训；②分析疾病的预后，告诉病人如果治疗及时，休养得当，疾病是可以治愈，健康是可以恢复的，从而帮助病人树立治愈疾病的信心；③指导病人如何配合医生治疗，如何进行休养摄生锻炼；④对那些心情郁闷不释于怀的病人进行开导，使他们把感情疏泄出来，以解除他们的消极心理状态。

制胜法　又称以情胜情法。用激发的感情来抑制另一种感情，以打破情志上的恶性循环，建立新的良性循环的方法。是遵循《素问》"怒伤肝，悲胜怒""喜伤心，恐胜喜""思伤脾，怒胜思""忧伤肺，喜胜忧""恐伤肾，思胜恐"的原则治疗一些情志病特别是激情引起的疾病。如悲可以治怒，以怆恻苦楚之言感之，使其悲，治疗因怒而病者；喜可以治悲，以欢乐诙谐之言娱之，使其喜，治疗因悲而病者；恐以治因喜而病者；怒以治因思而病者；思以治恐，以引起其深思熟虑之言使其思考，治疗因恐致病者。元代张子和发展了《内经》倡导的以情

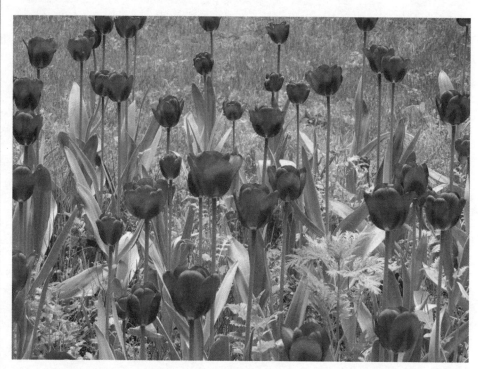

胜情法，而且较早应用音乐治疗情志病。

暗示法　在取得患者信任的前提下，医者不是主要依靠正面的开导，而是用语言、手势、表情、暗号和环境，让病人相信并接受自己的观点的方法。主要用于治疗疑病，有时医者自己出面暗示，有时委诸他人协助暗示。如一病人酒后误饮不洁之水，疑腹中生有红虫，日想月疑，渐成痞膈，遍医不愈，医者以红线剪断，置于泻药中，泻后令患者自己观察，相信虫已被驱出，而霍然痊愈。

转移法　医者诱导病人将其注意由一客体转移至另一客体，从而治疗疾病的方法。如一病人得疾不能食，闻荤腥即呕，医莫能治。医者引经据典，诊断为"食挂"，解释为病不在脾胃而在肺，投以清气润肺之剂而愈。本来病人注意集中在脾胃，而医者则靠自己的威信，引经据典将其注意力转移至肺，用语言解除了病人的心理负担，再配合药物而取效。

惊吓法　利用突如其来的强烈刺激恐吓，打破过去精神上的恶性循环，以恢复失调的生理、心理功能的治疗方法。如呃逆，给以突然惊吓，可以顿止；悲思抑郁，给以严厉的责问，使其恐惧迫出，可以愈病等。

临床注意事项：①医生态度要严肃、诚恳、热情，对病人富有同情心。②医生要耐心，语言慎重，替病人保守秘密。③注意控制刺激的强度，过强、不当的刺激可使病情加重。④正气虚弱较重者慎用。⑤胃气虚弱所致的呃逆忌惊恐吓法。

正骨手法

采用不同手法整复骨折移位的中医骨伤科常用外治法。

简史　正骨手法历史悠久，约3000年前的周代就有专治骨折的医生。《周礼·天官》有疡医专处折疡的记载。唐代《理伤续断方》中介绍了揣、摸、拔伸等正骨手法，首次运用杠杆力学原理整复骨折，对后世影响深远。明代薛己的《正骨类要》记述的正骨手法有19条，简明实用；王肯堂的《证治准绳》也记载了许多正骨手法。特别是清代《医宗金鉴》总结前人正经验，提出了摸、接、端、提、推、拿、按、摩八法，称正骨八法。1949年后，中医与中西医结合工作者对正骨八法进行了科学研究,加以改进创新和充实提高,提出了新正骨八法。

手法 新正骨八法为现代临床正骨的基本方法。

①手摸心会。用手指指腹触摸骨折局部,并用心体会,手法由轻逐渐加重,由浅及深,从远到近了解骨折移位情况,是分离还是骨碎等,医生在头脑中要建立一个骨折移位的立体形象。虽然通过 X 射线可清楚地看到骨骼的形态,但 X 线片只能给人以平面的指示,而手摸心会有助于了解全貌。因此,手摸心会是临床运用其他手法对证施治的先导手法。

②拔伸牵引。整复骨折的起始手法,由一人或是数人持握骨折远近段,先使肢体在原来畸形的位置下,沿肢体纵轴方向对抗牵引,然后按照正骨步骤改变肢体方向,持续牵引以矫正肢体的短缩畸形,恢复肢体长度,为其他正骨手法的实施创造条件。

③旋转屈伸。近侧骨折段位置不易改变,远端段因失去连续可以活动,故应用旋转、屈伸、外展、内收等方法,整复骨折断端的旋转或成角移位。

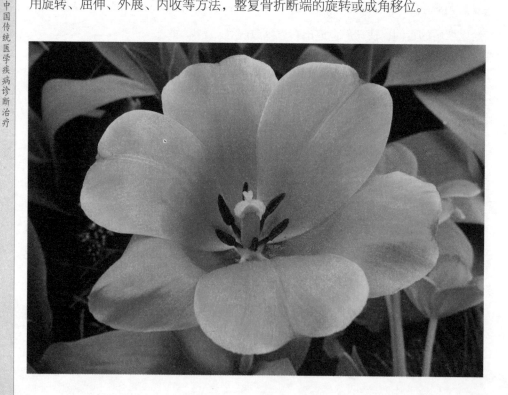

④提按端挤。用于整复骨折侧方移位的方法，古称捺正。骨折的侧方移位分为前后侧移位和内外侧移位；前者用提按法纠正，后者用端挤手法矫正。医者一只手固定骨折近端，另一只手握住骨折远段，或上下提按，或左右端挤。

⑤摇摆触碰。用于横断、锯齿型骨折，可使骨折面紧密接触，增加复位的稳定。用双手固定骨折部，在助手维持牵引下，轻轻左右或上下方向摇摆骨折远端至骨擦音消失称摇摆法。触碰法可使骨折端紧密嵌插，医生一只手固定骨折部，另一只手轻轻叩击骨折远端。

⑥挤捏分骨。用于矫正两骨并列部位骨折移位的手法，医者用两手拇指及食、中三指由骨折部的掌背侧对面挤捏或夹挤两骨间隙，使骨间膜紧张，靠拢的骨折断端便分开，远近骨折段相对稳定，并列的双骨折就能像单骨折一样一起复位。

⑦折顶回旋。折顶法用于矫正肌肉丰厚部位的骨折，且较大的重叠移位仅靠拔伸牵引法不能矫正者。双拇指并列抵压骨折突出的一端，两手余指环抱骨折下陷的一端，用力挤按突出的一端使骨折处原有成角加大至 $30 \sim 50$ 度，当骨折端的骨皮质接近后，骤然用环抱的四指将远折端的成角伸直，进行反折，矫正畸形。回旋法用于矫正背向移位的斜形骨折、螺旋形骨折、软组织嵌入骨折。双手分别握住远近折端，按原来骨折移位方向逆向回旋，使断端相对。

⑧推拿按摩。本法是理筋手法在整复骨折时的具体运用，目的是骨折复位后调理骨折周围受损的筋络，但使用理筋手法时要轻柔，仅作为结束时的辅助性手法。

正骨手法的操作要求稳、准、敏捷，用力均匀，动作连贯，力量要稳重适当，切忌猛力、暴力。正骨复位最好是一次达到满意效果，多次反复地正复，往往会加重局部软组织的损伤，使肿胀更加严重，复位更加困难，而且有造成骨折愈合延迟或关节强硬的可能。

理筋手法

用手或其他部位在患者的经络、六位或某些特定部位进行技巧性操作，以达

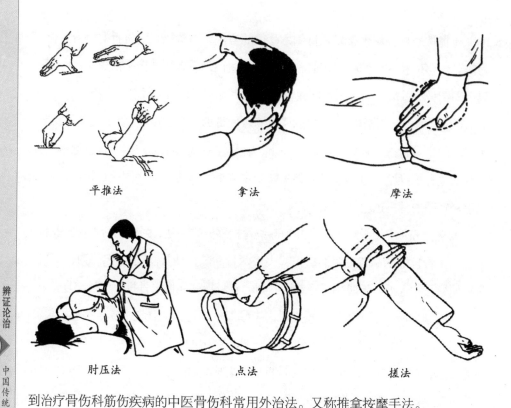

平推法　　　　　　拿法　　　　　　　摩法

肘压法　　　　　　点法　　　　　　　搓法

到治疗骨伤科筋伤疾病的中医骨伤科常用外治法。又称推拿按摩手法。

　　理筋手法有许多重要的治疗作用，是其他疗法所无法代替的，在筋伤疾病的治疗中占有重要的地位。其作用除与手法有关外，还与所选取的经络、穴位和某些特定部位有一定关系。理筋手法具有行气活血化瘀、消肿止痛解痉、舒筋活络、滑利关节、理筋顺络、整复错位、驱邪蠲痹、温经散寒等作用。

　　理筋手法名称繁多，有些手法相似却名称不一，有些名称相似手法却有很大差异。临床常用的手法约有十多种。

　　①按摩法。按法和摩法的合称，按是用指尖、拳尖、手掌、肘等部位在患处垂直用力，按法作用较深，以局部感觉胀痛为度。摩法是用手在局部回旋移动，作用轻柔而浅，速率较快。按摩两法临床使用最普遍，明代以前作为理筋手法的总纲。

　　②推拿法。推法和拿法的统称，推法是用指、掌等着力于人体一定部位或经络、穴位上，沿某一方向向前推行；拿法是用双手或单手，以拇指与其他手指相对捏

拿某一部位或穴位，徐徐用力捏紧，并不时揉拿。推法因操作部位不同分成指推法、大小鱼际推法、掌根推法等；拿法分成三指拿、四指拿、五指拿等。推拿法是常用手法，故又是手法的统称。

③揉法。用手指或手掌在皮肤上压着做轻轻回旋揉动的手法，操作时手不离开皮肤，使该处的皮下深部组织随揉动而滑移。

④点穴法。又称指针，是用指端、指间关节、拳尖、肘尖等部位在体表经络、穴位上垂直点压，使患者产生得气感，是常用的治疗性手法。

⑤滚法。用手背近小指侧部分或小指、无名指、中指的掌指关节突起部或前臂，附着于施术部位作连续滚动运动。

⑥叩击法。叩法和击法的合称，叩法较轻，用空拳或指端；击法较重，用拳、掌或器械。叩击法操作时是以腕部活动带动手部叩击，快速有节奏，用力又有弹性。

⑦摇晃法。依据被摇晃的部位，持拿肢体远端，相对固定肢体近端，以关节为轴，使肢体作被动的回旋、环转及屈伸活动。

⑧牵抖法。用双手或单手持握肢体远端，轻轻向远端做牵拉，然后发力快速上下抖动，使肢体产生小幅的上下连续颤抖。

⑨扳动法。用双手向同一方向或相反方向用力，使关节被动伸展或旋转至极限，然后再突然用巧力，使关节产生一关节弹响。扳法主要用于颈、腰、胸椎及关节筋伤，手法技巧性极高，使用不慎可能出现意外，故须慎用，严格掌握。

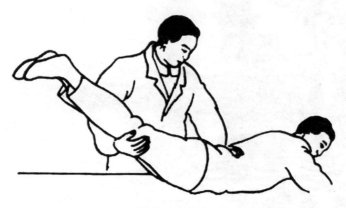

腰椎后伸扳法

⑩ 弹拨法。弹法和拨法的合称。弹法用拇指与其他手指相对捏拿肌肉筋腱，用力向上提拉迅速放手，使筋腱回弹；拨法用指端按压于穴位上或某一部位，做与肌筋纤维垂直方向的来回拨动。

⑪ 屈伸法。用手持握关节两侧的肢体，根据关节活动的方向和范围，做关节被动的屈伸活动。

⑫ 捋顺法。用双手或单手贴放在肢体上，沿肢体长轴方向来回推动，用力宜均匀，动作要连续。常是治疗的结束手法。

以上是临床常用的基本手法，使用时常需两种或两种以上手法混合使用，达到治疗的综合作用。使用时一定要在辨证诊断明确的基础上，确认无理筋手法的慎用症和禁忌症时，方可使用。一般认为：年老体弱、伴有严重器质性疾病者，

辨证论治

中国传统医学疾病诊断治疗

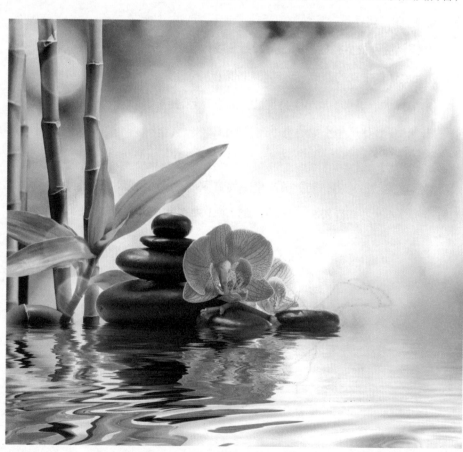

急性筋伤伴较大血肿或开放损伤出血者，孕妇，伴有骨折、脱位的急性筋伤等均需慎用。理筋手法的禁忌症有：恶性肿瘤患者，骨强度明显降低者，骨、关节化脓性感染、结核等感染性疾患，严重的软组织感染者，内伤属脏腑损伤者，凝血机制障碍或血管脆性增加者。

夹板固定法

中医骨科在骨折经正骨复位后，通过夹板等夹缚固定，保持整缚位置，达到理想愈合的外固定方法和技术。又称夹缚固定法。

夹板固定法创于 4 世纪，《葛氏方》已载有竹简固定法。隋代巢元方《诸病源候论》强调治疗骨折要"善系缚"。唐代蔺道人治骨折，骨干骨折用杉树皮固定；关节处骨折用绢帛麻绳包扎固定，固定后要时时作关节屈伸运动。这种固定骨折局部而不固定上下临近关节并时时作关节活动锻炼的原则与方法，就成为此法的独特技术。宋代《永类钤方》治疗前臂骨折用 4 块长短不一的夹板固定，与现代的固定方法相同，提出扎带松紧应根据骨折类型而定，有紧有松。横断骨折宜两头紧中间松，斜形骨折宜中间紧两头松。髌骨骨折采用竹箍固定，为后世抱膝器的前身。明代王肯堂《证治准绳》论述束缚敷贴用药甚详，载有杉树皮、竹皮双重固定法。清代吴谦《医宗金鉴》用牛皮制披肩固定肩部骨折，用杉木板制的通木固定脊柱损伤，用小竹片、小杉条制的竹帘杉篱固定四肢骨折，用抱膝器治疗髌骨骨折等。1949 年以后，夹板固定法经整理提高，应用于长骨干骨折，平均治疗时间约缩短 1/3。研究则侧重于固定理论、应用范围、固定材料、固定方法的改进。

上骱固定

使用手法复位和外固定治疗外伤性关节脱位的方法，为中医骨伤科常用外治法。

中医对关节脱位的记载较为丰富，早在唐代《千金要方》中就描述了下颌关

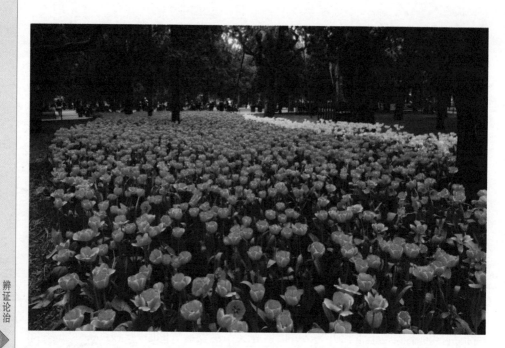

节脱位的整复方法，并且一直沿用至今。《医宗金鉴》的正骨八法也有许多用于治疗关节脱位。

治疗关节脱位的手法，称上骱。从总的原则上说，上骱手法是正骨手法的一个组成部分，但由于脱位与骨折的病理特点不同，故其手法也有自己的特点。因此，上骱手法只是正骨八法治疗脱位的变通应用。上骱手法包括：①触摸法。用手触摸，细心体会脱出的骨端的程度和方向，为复位做好准备。②牵拔法。牵拔法是上骱的基本手法之一，牵拔时或用布带协助对抗牵引，或是足蹬手牵，或是患者自身重量悬吊牵引。常用的有足蹬手牵复位肩关节脱位，悬吊法治疗髋关节脱位等。③回旋法。分析脱位路径，然后用原路返回的原则回旋复位，避开周围软组织的阻挠。如髋关节脱位的反问号复位法、肩关节脱位的牵引回旋法等。④屈伸法。当拔伸使骨端达到关节平面时，再屈伸或收展关节，使脱位关节复位的方法，如肘关节的屈伸复位法。⑤端提捺正。或四法联合应用，或选·两种手法单独使用，常和牵拔法配合使用，如下颌脱臼、肩关节脱位整复时用手端托下颌或肱骨头人臼等。⑥推拿按摩。使用理筋手法在复位前后辅助治疗，如复位前采用点穴法以止痛，复位后采用捋顺法以调理筋络等。

固定是治疗脱位的又一个重要步骤，以防止关节的再脱位，同时也提供了关节周围软组织损伤的修复条件，预防习惯性脱位的发生。一般上肢关节脱位采用绷带、三角巾悬吊等，下肢用沙袋、夹板、皮肤牵引等方式，将肢体固定在防止再脱位的体位上。固定时间根据损伤程度和性质来决定，一般要求 1～3 周。尽早进行关节的功能的锻炼，以主动活动为主，辅以理筋手法，加速关节功能恢复。

敬告读者

　　本书内容供读者概要性了解传统中医。中医药的配制和使用均需在医师指导下进行，并严格注意用法用量、适用人群、禁忌、不良反应和药物相互作用等。处方药需遵医嘱。

　　传统中医药中涉及动植物入药和作为保健品等，古时对此没有十分明确的限制。随着时代的发展和社会的进步，中医药事业也在不断发展。中药方、中药材、中成药和中药饮片、制剂、膏药等的成分中，涉及野生动植物作为原料的，经过严格审批，已有一些采取人工繁育或采用替代性物质等方式实现。

　　我们必须强调的是，应革除滥食野生动物的陋习。对野生动植物资源的保护和利用必须严格遵守国家重点保护动植物（包括陆生动植物和水生动植物）的法律法规和有关规定，并且不能违反中国加入的《濒危野生动植物种国际贸易公约》附录一、附录二的约定。禁止非法猎捕、杀害国家重点保护野生动物。禁止非法采集国家保护野生植物。